Verlag von Julius Springer in Wien I.

In Verbindung mit den Büchern der Ärztlichen Praxis und nach den gleichen Grundsätzen redigiert, erscheint die Monatsschrift

Die Ärztliche Praxis

Unter steter Bedachtnahme auf den in der Praxis stehenden Arzt bietet sie **aus zuverlässigen Quellen sicheres Wissen** und berichtet in kurzer und klarer Darstellung über alle Fortschritte, die für die ärztliche Praxis von unmittelbarer Bedeutung sind.

Der Inhalt des Blattes gliedert sich in folgende Gruppen:

Originalbeiträge: Diagnostik und Therapie eines bestimmten Krankheitsbildes werden durch erfahrene Fachärzte nach dem neuesten Stand des Wissens zusammenfassend dargestellt.

Fortbildungskurse: Die internationalen Fortbildungskurse der Wiener medizinischen Fakultät teils in Artikeln, teils in Eigenberichten der Vortragenden. Das Gesamtgebiet der Medizin gelangt im Turnus zur Darstellung.

Seminarabende: Dieser Teil gibt die Aussprache angesehener Spezialisten mit einem Auditorium von praktischen Ärzten wieder.

Neuere Untersuchungsmethoden: Die Rubrik macht mit den neueren, für die Praxis geeigneten Untersuchungsmethoden vertraut.

Aus neuen Büchern: Interessante und in sich abgeschlossene Abschnitte aus der neuesten medizinischen Literatur.

Zeitschriftenschau: Klar gefaßte Referate sorgen dafür, daß dem Leser nichts für die Praxis Belangreiches aus der medizinischen Fachpresse entgeht.

Der Fragedienst vermittelt jedem Abonnenten in schwierigen Fällen, kostenfrei und vertraulich, den Rat erfahrener Spezialärzte auf brieflichem Wege. Eine Auswahl der Fragen wird ohne Nennung des Einsenders veröffentlicht.

Die Ärztliche Praxis kostet **im Halbjahr zurzeit Reichsmark 3,60** zuzüglich der Versandgebühren.

Alle Ärzte, welche die Zeitschrift noch nicht näher kennen, werden eingeladen, Ansichtshefte zu verlangen.

Innerhalb Österreich wird die Zeitschrift nur in Verbindung mit den amtlichen „Mitteilungen des Volksgesundheitsamtes" ausgegeben.

LUNGEN- UND RIPPENFELLENTZÜNDUNG

VON

PROFESSOR DR. **KARL REITTER**
WIEN

MIT 4 TEXTABBILDUNGEN

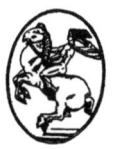

WIEN UND BERLIN
VERLAG VON JULIUS SPRINGER
1930

ISBN-13:978-3-7091-9701-1   e-ISBN-13:978-3-7091-9948-0
DOI: 10.1007/978-3-7091-9948-0

ALLE RECHTE, INSBESONDERE DAS DER ÜBERSETZUNG
IN FREMDE SPRACHEN, VORBEHALTEN.
COPYRIGHT 1930 BY JULIUS SPRINGER IN VIENNA.

Vorwort.

Die Untersuchungen im Laboratorium sind für die Diagnostik und Therapie bei intern Kranken öfter eine wichtige Ergänzung der klinischen Beobachtung. Für die klinische Forschung sind sie unentbehrlich. Mit Recht geht die Entwicklung der Krankenbehandlung dahin, die Kranken möglichst in Heilanstalten mit all ihren diagnostischen und therapeutischen Apparaten und ihren Laboratorien zu bringen. In den größeren Städten und ihrer unmittelbaren Umgebung ist dies unschwer durchführbar; auf dem flachen, wenig besiedelten Lande ist die Durchführung schwierig, im Gebirge oft unmöglich. Die alpine Schutzhütte ist dafür ein Beispiel.

Ärztliche Kunst ist es, auch mit einfachsten äußern Mitteln Krankheiten zu erkennen und zu bekämpfen. Möge dieses Büchlein den unverminderten Wert auch der klinischen Detail-Beobachtung dartun und die Freude am klinisch-ärztlichen Handeln erhalten und vermehren helfen.

Wien, im Januar 1930.

K. Reitter.

Inhaltsverzeichnis.

                                                  Seite

A. Lungenentzündung 1
   1. Kruppöse Pneumonie 1
   2. Lobuläre Pneumonie 13
   3. Therapie der Pneumonie 15
   4. Prophylaxe der Pneumonie 23
B. Rippenfellentzündung 26
   1. Primäre Pleuritis 26
   2. Sekundäre Pleuritis 42
Sachverzeichnis 46

A. Lungenentzündung.

Die Lungenentzündung kennen wir in zwei Formen: als kruppöse oder Lappenpneumonie und als katarrhalische oder Läppchenpneumonie; die lobuläre oder Läppchenpneumonie wird auch Bronchopneumonie genannt, zu ihr gehört auch die hypostatische Pneumonie.

1. Kruppöse Pneumonie.

Jede Lungenentzündung ist eine Infektionskrankheit; ihre Erreger können alle Bakterien sein, häufig sind es mehrere Arten gleichzeitig (Mischinfektionen), wobei aber oft **eine** Art überwiegt. Die Bedeutung der Erreger liegt in ihrer Giftigkeit, besonders in ihrer schädigenden Wirkung auf die Gefäßwände. Aus dem klinischen Verlaufe ist die Art des jeweiligen Erregers wohl nicht zu erkennen, doch manchmal zu vermuten. So sind die Streptokokken die gefährlichsten, weil sie durch ihre Giftwirkung in wenigen Tagen zu den schwersten Allgemeinerscheinungen im Sinne einer Septikämie und damit zum Tode führen können.

In der Mehrzahl der Fälle von kruppöser Pneumonie ist der Erreger der Diplococcus lanzeolatus Fraenkel-Weichselbaum. Die kruppöse Pneumonie beginnt meistens plötzlich, aus voller Gesundheit, mit hocheinsetzendem Fieber, in der Regel verbunden mit einem deutlichen Schüttelfrost, welcher dann den Krankheitsanfang scharf markiert. In diesen Fällen kann man bei normalem Verlaufe, von Tag und Stunde dieses Schüttelfrostes an gerechnet, die Krise am 8. oder 9. Tage häufig voraussagen. Allerdings sind Pneumonien von kürzerer Dauer nicht allzu selten. **Die kruppöse Pneumonie wirft die Kranken fast ausnahmslos auf das Bett** im Gegensatze zur Bronchopneumonie, mit der die Kranken oft ambulatorisch zur Behandlung kommen. Sehr selten beginnen kruppöse Pneumonien in anderer Weise; so kann durch wenige Tage allgemeines unbestimmtes Unwohlgefühl bestehen oder es können zwei bis drei Tage Durchfall mit zahlreichen dünnflüssigen Entleerungen als Anfangssymptom vorkommen. (Der Nachweis der Pneumoniekokken im Darminhalt bestätigte in diesen Fällen die Ätiologie.) Wenige Stunden nach dem Schüttelfroste ist schon meistens ein eindeutiger Befund auf den Lungen nachweisbar; dabei ist darauf zu achten, ob nur ein Herd besteht, wo dieser liegt, in welchem Lappenteil er sich findet, denn von dort aus ist dann die Ausbreitung zu verfolgen. Namentlich auf den Mittellappen rechts ist zu achten und niemals die Auskultation in der Achselhöhle zu unterlassen. Es gibt ja Pneumonien, welche sich „zentral" entwickeln, so daß mehrere Tage hindurch der Entzündungsprozeß weder perkutorisch noch auskultatorisch nachweisbar ist. In solchen Fällen gelingt es mitunter, eben in einer Achselhöhle das erste Bronchialatmen mit Knisterrasseln zu hören. An diese zentralen Pneumonien ist besonders bei Leuten mit Emphysem zu denken, da dieses lange Zeit die entzündete Partie überdecken kann. In solchen Fällen ist auch mitunter anfangs kein Auswurf da, so daß auch dieses Kriterium fehlt. Andererseits gibt ein einziger Auswurfballen, rostbraun gefärbt, oft vor jedem Perkussions- und Auskultationsbefund den sicheren Hinweis auf die Pneumonie. In der Regel hat die kruppöse Pneumonie einen reichlich schleimig-eitrigen Auswurf, mit verschiedener Blutbeimengung: von hellrotem, flüssigem Blute angefangen (fast gleich der Blutung bei einer tuberkulösen Hämoptoe) bis zu dem reichlichen rostfarbenen oder braungelb-grünlichen Auswurf, der an Zwetschkenbrühe erinnert. Ein ganz besonders fadenziehender Auswurf findet sich bei den schweren Lungenentzündungen, welche durch den Diplobacillus Friedländer erzeugt werden und welche eine ungünstige Prognose geben. Fast nie wird bei der Pneumonie jener münzenförmige, blutigschwarze Auswurf beobachtet, der bei dem Lungeninfarkte vorkommt.

In der Mehrzahl der Fälle tritt schon in den ersten Tagen der Krankheit Herpes labialis et nasalis auf, der von einzelnen Bläschen am Lippenrande bis zu ausgebreiteten konfluierenden Eiterpusteln beobachtet werden kann. Ein deutlicher solcher Herpes spricht meistens für eine gute Prognose, während die herpeslosen Fälle oft schweren Verlauf zeigen. Mitunter ist der

Sitz der Erkrankung gleich beim ersten Anblick daran zu erkennen, daß die Gesichtshälfte der befallenen Seite stärker gerötet ist und daß auch der Herpes labialis auf dieser Seite seinen Sitz hat.

Auf der Höhe der Krankheit läßt sich sehr häufig perkutorisch die Infiltration eines ganzen Lungenlappens nachweisen; die Grenzen dieses Lappens gehen meistens nach allen Seiten über die normalen Grenzen hinaus, weil der infiltrierte Lappen in seinem Volumen zugenommen hat; aber es kommt niemals zu einer Verschiebung des Mediastinums oder des Herzens; daher kommt es auch zu keiner paravertebralen Dämpfung, d. h. zu einem Dämpfungsdreiecke auf der gesunden Seite, hinten neben der Wirbelsäule, von den unteren Brustwirbeldornen zur Lungenbasis reichend. (Abbildung 1.) Sowohl ein solcher dreieckiger Dämpfungsbezirk, als auch die Verschiebung des Herzens spricht immer für einen gleichzeitigen Erguß in die Pleurahöhle auf der Seite der Pneumonie.

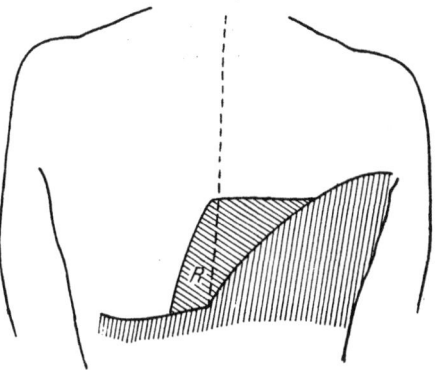

Abbildung 1. Darstellung des Rauchfußschen (paravertebralen) Dreieckes (R)

Die Mitbeteiligung des Rippenfelles, welche zu irgend einer Zeit bei jeder Pneumonie, allerdings in verschiedenem Ausmaße erfolgt, ist frühzeitig an den Atemschmerzen, die nicht von der Lungenentzündung, sondern von der Mitbeteiligung des nervenreichen Rippenfelles herrühren, zu vermuten und dann entweder an zirkumskriptem Reiben oder an einem kleinen Ergusse zu erkennen; so wie der Erguß größer wird, gehen die Schmerzen bei Abheben der Pleurablätter von einander in der Regel zurück. Kleine, seröse, wenig zellreiche, sterile Exsudate, welche die Lunge mantelförmig umgeben, gehen meistens von selbst zurück. Anders die Empyeme, hier muß operativ vorgegangen werden.

Nicht selten befällt die kruppöse Pneumonie gleichzeitig mehrere Lappen; beispielsweise recht häufig den rechten Mittel- und rechten Unterlappen oder beide Unterlappen, gelegentlich auch den Unterlappen der einen und den Oberlappen der anderen Seite (gekreuzte Pneumonie) oder aber auch beide Oberlappen, Formen, welche prognostisch als dubios aufzufassen sind. Wenn eine Lunge ganz befallen ist und auch der größere Teil der anderen Lunge von der Entzündung betroffen ist, so ist der tödliche Ausgang fast sicher, obwohl junge Leute manchmal eine solche schwere Erkrankung doch noch überstehen.

Über der infiltrierten Lungenpartie kann aus dem Perkussionsschalle der Grad der Infiltration erschlossen werden, indem sich die Ausfüllung aller Lungenalveolen mit zellreichem Exsudate durch absolut leeren Schall zu erkennen gibt, während der größere oder geringere Tympanismus noch auf größeren oder geringeren Luftgehalt dieser Lungenpartie schließen läßt. Auf diese Weise läßt sich auch die Zunahme oder bei Rückgang der Krankheit die Abnahme, die Lösung der Infiltration erkennen. Ebenso dient auch die Auskultation zur Feststellung dieser mechanischen Verhältnisse; je ausgebreiteter und intensiver der Infiltrationsprozeß ist, um so deutlicher, lauter und höher ist das b r o n c h i a l e A t m e n. Das Bronchialatmen ist auf der Höhe der Entzündung, weil alle Lungenalveolen von zelligem Exsudate erfüllt sind, ohne jedes Rasselgeräusch; in der Zeit des Entstehens, ebenso wie zur Zeit der Lösung dieses Exsudates kommt es zur Ausbildung von kleinblasigen bis mittelblasigen Rasselgeräuschen, wobei eben immer schon etwas Luft in einen Teil der Alveolen eindringen können muß. Ist über einer absolut gedämpften Lungenpartie gar kein Atemgeräusch zu hören, so muß daran gedacht werden, daß der zuführende Bronchus von Sekret verstopft sein kann; hier kann Hustenlassen des Kranken mit Herausbefördern von Sekret den Bronchus frei machen und das Bronchialatmen wieder hörbar machen.

Wenn auch nur ein Lungenlappen befallen ist, so zeigt doch die ganze übrige Lunge Zeichen einer stärkeren oder geringeren Bronchitis. Ausbreitung und Stärke dieser Bronchitis sind von Einfluß auf das Befinden des Kranken, besonders auf seine Atemnot und seine Herztätigkeit.

Der P u l s ist immer beschleunigt, und man muß auf etwaige Unregelmäßigkeit und schlechte Spannung der Arterie achten. Ein im Vergleiche zur Fieberhöhe auffallend langsamer Puls fordert zur Kontrolle der Diagnose Pneumonie auf, da es Typhusfälle gibt, welche mit Lungenentzündungszeichen beginnen (Pneumotyphus) und schon die Bradykardie des Typhus aufweisen. Für das Herz besteht die Gefahr in der Muskelschädigung und Störung der Reizleitung, für die peripheren Gefäße in ihrer Lähmung und damit in Stauung des Blutes in der Peripherie. Daher ist ein Herz mit einem gesunden, leistungsfähigen Herzmuskel von größter Bedeutung für die Prognose der Pneumonie. Kranke mit Herzklappenaffektionen auf endokarditischer Basis, welche immer auch mit Schädigung des Herzmuskels einhergehen, und Kranke mit Myomalazien, also Schädigungen des Herzmuskels auf Grund der Erkrankung der feinen und feinsten Herzmuskelgefäße, sind durch Pneumonien immer besonders gefährdet. Aus denselben Gründen endet die Lungenentzündung so häufig mit dem Tode bei Potatoren, deren Herzmuskel die Zeichen der Degeneration zeigt, bei Greisen, deren Verkalkung der Herzkranzadern in ihren Hauptstämmen und Verzweigungen ebenfalls den Herzmuskel an vielen Stellen zum Absterben und zur Ausbildung von Herzschwielen bringt, und schließlich bei Fettleibigen, bei denen die Fettsucht des Herzens zur Verminderung und Leistungsunfähigkeit der Herzmuskelsubstanz geführt hat. Aus diesen Gründen macht sich bei derartigen Kranken gleich von Anfang an die schwere Zyanose und Blässe des Gesichtes und der Extremitätenenden bemerkbar. Im Gegensatze dazu zeigt der herzgesunde Pneumoniker zwar auch meistens eine mäßige Zyanose von Nase, Lippen und Ohren, dabei aber das Gesicht mehr oder weniger hell gerötet. Auch im Verlaufe der Pneumonie macht eine solche Farbenänderung auf das Erlahmen des Herzens und der Gefäße aufmerksam.

Zu den für den Kranken quälendsten Symptomen gehört die Atemnot, die umso größer ist, je mehr die respiratorische Oberfläche der Lunge eingeengt ist, (wodurch der Gasaustausch von Sauerstoffaufnahme und Kohlensäureabgabe behindert wird), und je weniger Blut durch das verminderte Schlagvolumen des Herzens bei der Tachykardie in die Lungengefäße gelangt. Da die Entfaltung der Lunge enge mit dem Stande des Zwerchfells und dessen Bewegungsmöglichkeit zusammenhängt, so ist der intraabdominelle Druck immer zu beachten, damit nicht ein ungenügend entleerter, mit Gasen und Stuhl gefüllter

Darm das Zwerchfell hochdrängt und dessen ausgiebige Bewegung verhindert. Dazu kommt noch, daß ja der Kranke ohnehin seiner Schmerzen wegen, die vom Rippenfell ausgehen, die Zahl seiner Atemzüge absichtlich möglichst vermindert. Der Appetit liegt immer darnieder, die Zunge ist stark belegt, und je mehr das septische Moment hervortritt, umso trockener. Der Schlaf ist stark gestört. Die Abscheidung des H a r n e s ist meistens genügend, doch ist die Untersuchung des Harnes auf Eiweiß nicht nur im Beginne, sondern auch im weiteren Verlaufe einigemale notwendig, ja selbst nach der Entfieberung, weil die Pneumonie als Infektionskrankheit auch die Gefäßknäuel in der Nierenrinde im Sinne einer akuten Glomerulonephritis schädigen und als Folge hievon eine akute Urämie mit eklamptischen Krämpfen auftreten kann, wie ich dies einmal in der Rekonvaleszenz von kruppöser Lungenentzündung erlebt habe.

Neben der Probe auf Eiweiß hat aber noch eine andere Untersuchung des Harns eine besondere diagnostische Bedeutung: Die C h l o r i d p r ob e. Das Exsudat in den Alveolen und damit auch der Auswurf bei Pneumonie sind stark kochsalzhältig; wahrscheinlich wird auch sonst im Körper noch Chlornatrium zurückgehalten, so daß dessen Ausscheidung durch den Harn deutlich vermindert ist. Dies läßt sich nun in der Weise leicht nachweisen, daß man in einer Eprouvette oder noch besser in einem Spitz- oder Likörgläschen Harn mit der doppelten Menge konzentrierter Salpetersäure versetzt und dann einen Tropfen einer 10%igen Argentum-nitricum-Lösung in das Gemisch fallen läßt. Im Harne des Gesunden — man nimmt praktischerweise am besten seinen eigenen Harn zum Vergleiche — bildet sich eine ziemlich dichte Wolke von Chlorsilber, während in dem Harne eines Pneumonikers kaum eben eine Trübung angedeutet ist. So läßt sich die Chlorideverminderung abschätzen. Es empfiehlt sich, diese Chloridprobe mehrmals im Verlaufe einer Pneumonie auszuführen, weil das Wiedererscheinen der Chloride eine gewisse günstige Prognose stellen läßt, während das Ausbleiben, namentlich über den achten Tag hinaus, als ein ungünstiges Symptom anzusehen ist.

In den unkomplizierten Fällen ist die Höhe der Erkrankung am 5. oder 6. Tage erreicht und erhält sich nun 2—3 Tage auf gleicher Höhe. Die „L ö s u n g" der Pneumonie kann nun entweder rasch, „kritisch", oder langsam, „lytisch", erfolgen.

Diese Ausdrücke sind von dem Verhalten des Fiebers hergenommen. Bei der kritischen Lösung (Krisis) kommt es in wenigen Stunden zu einem Temperatursturze bis unter die normale Temperatur, gewöhnlich verbunden mit einem starken Schweißausbruche. Die subjektiven Beschwerden des Kranken nehmen einige Stunden vor der Krise gewöhnlich zu, er wird unruhig, manchmal delirant, die Atemnot wird noch größer, Zyanose und Tachykardie nehmen weiter zu. Manchmal gelingt es, die kommende Krise daraus zu erkennen, daß in dem verminderten Harne ein Sedimentum lateritium auftritt, das bisher gefehlt hat. Erfolgt der kritische Temperatursturz mit den beschriebenen Zeichen am 8. oder 9. Tage der Krankheit, dann kann auf die anhaltende Fiebersenkung mit Lösung der Pneumonie gerechnet werden, besonders dann, wenn sich mit der Temperatursenkung auch die Pulszahl der Norm nähert und die Atemnot nachläßt. Wenn sich aber innerhalb der 8 Tage die Temperatur plötzlich senkt und für einige Stunden selbst normale Werte erreicht, dabei aber der Puls und die Atmung hoch bleiben, dann handelt es sich meistens nur um eine sogenannte „Pseudokrise", die häufig einer partiellen Lösung entspricht, wobei aber doch wieder eine Ausbreitung der Pneumonie erfolgt. Eine solche Temperatursenkung kann auch durch Fiebermittel hervorgerufen werden, welche aber, ohne Nutzen zu stiften, die Beobachtung des Ablaufes der Krankheit nur erschweren. Bei lytischer Lösung sinkt nach den acht Tagen die Temperatur jeden Tag etwas ab, so daß in mehreren Tagen bis zu zwei Wochen eine normale Temperatur erreicht wird. Neben dem Fieber nehmen auch alle übrigen Symptome an Stärke allmählich ab; aber selbst nach zwei bis drei Wochen, wenn der Kranke schon vollständig hergestellt erscheint, sind mittels der Röntgendurchleuchtung in der Lunge noch Reste der Infiltration nachweisbar; so langsam erfolgt die Aufsaugung des Exsudates in den Alveolen. — In der eben geschilderten Weise verlaufen die einfachen, unkomplizierten Fälle.

Worauf ist nun aber zu achten, wenn am 9. Tag weder ein kritischer Abfall erfolgt, noch ein lytischer Abstieg beginnt?

Die häufigste Komplikation, welche zum Andauern des Fiebers führt, ist das Empyema pleurae. Öfter kommen hier zur Fortdauer der hohen Continua neuerliche Schüttelfröste hinzu, aber sie müssen sich nicht einstellen. Es ist in diesen Fällen auf alle Zeichen des Ergusses in die Pleurahöhle zu achten. Diese sind: Die Ausweitung der Thoraxhälfte, die geringere Exkursion beim Atmen und das Nachschleppen dieser Seite, die Verdrängung der angrenzenden Organe, die absolute Dämpfung ohne Tympanismus, das abgeschwächte oder aufgehobene Atmen und der aufgehobene Stimmfremitus.

Diese Eiteransammlung in der Pleurahöhle kann einige Besonderheiten haben. Da z. B. schon früher über dem Unterlappen vollständige Dämpfung war, so besagt das Weiterbestehen der Dämpfung allein nichts; wichtiger ist die Wahrnehmung, daß die eine Seite des Thorax eine größere Ausweitung zeigt als die gesunde; auch ist die Haut über der Dämpfung manchmal sukkulenter, selbst ödematös; das Zwerchfell tritt an dieser Seite tiefer, mit ihm das darunterliegende Bauchorgan, Leber und Milz, wobei aber die respiratorische Beweglichkeit dieser Organe eher abnimmt. Die seröse Durchtränkung des Zwerchfells dieser Seite von der auflagernden Eiterung aus vermindert seine muskuläre Kontraktionsfähigkeit. Immer genau zu beachten sind die Verdrängungserscheinungen, welche das Mediastinum mit dem Herzen betreffen, wie die Abdrängung des Herzens nach der gesunden Seite und das Auftreten eines paravertebralen Dämpfungsdreiecks hinten neben der Wirbelsäule ebenfalls auf der gesunden Seite.

Bei der Pneumonie gibt es aber mitunter eine ganz bestimmte Art von Pleura-Empyem, dessen Kenntnis sehr wichtig ist. Im obigen war das „freie" Empyem beschrieben, welches wie ein anderes pleuritisches Exsudat in der Pleurahöhle frei beweglich ist. Nun gibt es aber auf der rechten Seite drei Lungenlappen und in dem Spalt zwischen dem rechten Oberlappen und dem Mittellappen kommt es nicht allzu selten bei einer Pneumonie eines dieser Lappen zu einer Empyemausbildung in diesem Spalte, welche mit Auseinanderdrängung dieser Lappen eine beträchtliche Größe erreichen kann, ohne daß die Pleura basal ein Exsudat erkennen läßt; das kommt daher, daß dieses Empyem sich bald durch Verwachsungen von der freien Pleurahöhle abgrenzt. Man denkt daher eher an einen Lungenabszeß als an ein Empyem.

Wie kann man nun ein solches „interlobäres" Empyem erkennen? Der Spalt zwischen rechtem Ober- und Mittellappen zieht vorne an der Thoraxwand in der Höhe der III. Rippe, liegt seitlich bis zur mittleren Axillarlinie in derselben Höhe und steigt von dort gegen die Mitte der Skapula auf. In einzelnen Fällen kann schon während des Verlaufes bei Lösung der Entzündung im Ober- oder Mittellappen das Bestehenbleiben einer Dämpfung mit aufgehobenem Atemgeräusche im Bereiche dieses Spaltes aufmerksam machen. Viel wichtiger als Perkussion und Auskultation ist aber in diesen Fällen die Beachtung der Lage des Herzens. Diese interlobären Empyeme verdrängen nämlich fast ausnahmslos das Herz nach links und unten, so daß der Spitzenstoß auf einmal außerhalb der Mamillarlinie in den VI. Interkostalraum rückt, ein Symptom, das bei Darnachachtung nicht übersehen werden kann. Dieses Symptom ist deshalb so wichtig, weil es bei kurz dauernden Pneumonien, in denen man den Patienten vorher nicht gesehen hat, sofort auf ein eventuelles interlobäres Empyem aufmerksam macht. Es kommt auch vor, daß anfangs alles für eine „zentrale" Pneumonie spricht und daß dann in einigen Tagen dieses Symptom zur Diagnose dieser Empyemform führt. Wo die Möglichkeit einer Röntgenuntersuchung vorliegt, kann durch diese die Diagnose einwandfrei bestätigt werden. Aber auch ohne Röntgendurchleuchtung ist die Diagnose mit größter Wahrscheinlichkeit zu stellen.

Bei jedem Pleura-Empyeme ist die Diagnose erst sichergestellt, wenn die P r o b e p u n k t i o n Eiter ergibt. Die Probepunktion darf im Falle des Verdachtes eines Empyems im Verlaufe einer Pneumonie niemals unterlassen werden. Es wurde bereits erwähnt, daß bei sehr vielen Pneumonien kleine Exsudate wenig zellreich auftreten; sobald diese aber auch nach der erwarteten, aber nicht erfolgten Krise noch nachweisbar bleiben, ist unbedingt zu punktieren, um über die Beschaffenheit des Exsudates Kenntnis zu bekommen. Dabei ist zu wissen, daß auch über selbst großen Empyemen deutlich und laut Bronchialatmen zu hören sein kann, da unterhalb auch noch pneumonisch infiltrierte Lunge liegt, so daß das laute Bronchialatmen in diesen Fällen keinen Gegengrund gegen die Probepunktion abgibt. Die Probepunktion hat unter allen Kautelen der Sterilität mit einer womöglich 5—10 Kubikzentimeter fassenden Spritze und einer ungefähr 8 Zentimeter langen, nicht zu dünnen Nadel zu erfolgen, damit auch dicker Eiter gut aspiriert werden kann. Bei einem freien Empyeme rechts wählt man die mittlere oder hintere Axillarlinie im Bereiche absoluter Dämpfung, bei linksseitigem Ergusse wegen des Herzens die hintere Axillarlinie. Pleuraempyeme haben oft Neigung zur

Absackung, so daß man sich bei negativem Resultate der Probepunktion nicht mit e i n e r Punktionsstelle begnügen darf, sondern mehrmals an verschiedenen Stellen nach dem Eiter suchen muß. Einer besonderen Technik bedürfen die Probepunktionen bei den interlobären Empyemen. Hier kann man in der mittleren oder vorderen Axillarlinie rechts, im dritten oder vierten Interkostalraume, je nach dem Sitze der Dämpfung eingehen, und zwar mitunter sehr tief, so daß sich lange Punktionsnadeln bis zu 10 Zentimeter Länge empfehlen.

Wenn sich nun bei einer Probepunktion Eiter ergibt, gleichgültig, ob dies bei einem freien oder abgesackten Empyeme der Fall ist, so ist es notwendig, den Fall chirurgisch zu behandeln und das Empyem breit, meistens mit Rippenresektion, zu eröffnen. Eine interne Behandlung führt in diesen Fällen nicht zum Ziele; auch mit einer ausgiebigen Punktion und Drainage wird kein Dauerresultat erzielt. Es kommt allerdings vor, daß in verschleppten Fällen bei freiem Empyeme schließlich ein Durchbruch in die Lunge erfolgt, der Kranke „maulvoll" Eiter aushustet und auf diese Weise das Empyem zu vollständiger Entleerung und schließlich zur Heilung gebracht werden kann; aber das sind seltene Einzelfälle, mit denen man nicht rechnen darf. Es kommt auch vor, daß sich Empyeme teilweise aufsaugen, mit starken dicken Schwarten umgeben und abkapseln, aber dann bleibt doch ein Eiterherd im Körper, der erstens eine vollständige Heilung verhindert, solche Kranke bleiben kränklich und arbeitsunfähig, und zweitens besteht die ständige Gefahr, daß sich gelegentlich von einem solchen Eiterherde neuerdings eine Sepsis oder Pyämie entwickelt, wie dies jeder Arzt erlebt, welcher eine große Anzahl von Empyemkranken in verschiedenen Stadien zu beobachten Gelegenheit hat. Diese Absackung eines Eiterherdes findet sich eben auch recht häufig bei solchen nur durch Punktion entleerten Empyemen, bei denen die Entfernung des Eiters niemals vollständig erfolgen kann. Die Gefahr des Zuwartens mit der chirurgischen Eröffnung der Pleurahöhle liegt in diesen Fällen nicht in den mechanischen Verhältnissen der Lungenkompression und der Mediastinalverdrängung, sondern in der großen Menge Eiters mit den Bakterien, deren Giftstoffe Herz und Gefäße in schwerster Weise schädigen. Es ist der Tod vom Herzen aus, welcher solchen Kranken droht.

Neben der Giftwirkung ist aber bei einem Empyem immer auch an die Ausbreitung der Eiterung auf die Nachbarschaft zu denken. Es gibt eine Bakteriendurchwanderung in das Mediastinum, besonders in das Perikard mit der Ausbildung einer eitrigen Perikarditis, es stehen im Zwerchfell Lymphgefäße in beiden Richtungen von und zum Peritoneum zur Verfügung, so daß eine Peritonitis fortgeleitet vom Pleuraempyeme aus entstehen kann. In beiden Fällen kommt es bald zu einer allgemeinen Pyämie; überhaupt führen diese Komplikationen fast immer zum Tode. Sie sind ebenso gefährlich wie das Auftreten meningitischer Erscheinungen im Verlaufe einer Pneumonie, welche auf eine eitrige, auf metastatischem Wege entstandene zerebrospinale Meningitis hinweisen und welche trotz wiederholter Lumbalpunktionen meistens ausnahmslos tödlich endigen; solche Meningitiden sehen wir aber nicht so sehr im Anschlusse an Empyeme, als vielmehr im Verlaufe der Pneumonie auf ihrer Entwicklungshöhe eintreten, so daß eher an eine gleichzeitige Infektion der Lungen und des Gehirnes im Wege der oberen Luftwege (Nase, Pharynx, Nebenhöhlen, Keilbeinhöhlen, Meningen) zu denken ist.

Wenn nun auch die Pleuraempyeme die häufigste Komplikation der Pneumonien darstellen, und so oft den Grund für die scheinbar „verzögerte" Lösung abgeben, so kennen wir doch noch andere Veränderungen im pneumonischen Herde, welche die Krankheitsdauer verlängern. Dahin gehört die Abszeßbildung im pneumonischen Infiltrat, wie auch der Übergang in Gangraen.

Meistens ist der Verlauf so, daß vom sechsten Tage ab die Pneumonie keine weitere Ausbreitung mehr zeigt, Husten und Auswurf nehmen sogar ab, aber am achten oder neunten Tage sinkt die Temperatur nicht, sondern bleibt in gleicher Höhe; manchmal erfolgt sogar ein neuerlicher Schüttelfrost; der Kranke zeigt das Allgemeinbild der Sepsis. Wenn eine Blutuntersuchung durchführbar ist, so ergibt sich eine Leukozytose von 18.000—25.000 Leukozyten. Nach wenigen Tagen setzt wieder stärkerer Husten ein, und entweder wird der eitrige Auswurf sehr oft in kleinen Mengen (aber in großer Tagesgesamtmenge) oder gleich in großen Einzelportionen („maulvoll") expektoriert. In kurzer Zeit, oft im Verlaufe von Stunden, werden über dem pneumonischen Herd Höhlensymptome perkutorisch und auskultatorisch nachweisbar und damit die Diagnose

Lungenabszeß gesichert. Es ist aus der Erfahrung bekannt, daß in jenen Fällen, in welchen der Lungenabszeß rasch eine Verbindung mit einem größeren Bronchus bekommt, das „Aushusten des Abszesses" unter Rückgang des Fiebers und der septischen Allgemeinerscheinungen gar nicht selten zur Spontanheilung des Lungenabszesses führt. Wenn sich aber der Abszeß weit ab von größeren Bronchien, nämlich in der Lungenperipherie gebildet hat, dann besteht die Gefahr für neue Komplikationen, und zwar Pleuritis exsudativa mit Übergang in Empyem, eventuell Durchbruch von der Lunge in die Pleurahöhle mit konsekutivem Pyopneumothorax. In diesen beiden Fällen, so wie dann, wenn der Abszeß trotz seiner Verbindung mit dem Bronchus doch immer noch eine weitere Einschmelzung des Lungengewebes ohne Rückgang der septischen Symptome zeigt, kommt unbedingt der chirurgische Eingriff in Betracht. Der Zeitpunkt dieser Operation hängt nicht nur von dem geschilderten Lokalbefunde, sondern auch von dem Allgemeinzustande des Kranken ab. Aber wir müssen uns immer erinnern, daß das lange Bestehen einer Eiterung mit allgemein septischen Erscheinungen die allerschwerste Schädigung für Herz und Gefäße darstellt; daher muß vor allem der Zustand dieser Organe bei der Wahl des Zeitpunktes der Operation berücksichtigt werden. Keinesfalls soll man aber lange warten, sondern den Kranken so bald als möglich zur Operation schicken, zumal ja in der Regel der Transport ganz gut vertragen wird. Die Operationserfolge sind, seitdem man im Überdruck oder in der pneumatischen Kammer operieren kann, nicht ungünstig.

Seltener als die Abszeßbildung ist die Gangrän im pneumonischen Infiltrat; das erste Zeichen ist der penetrante, jauchige Geruch des Auswurfes und auch der Ausatmungsluft. Wir wissen jetzt, daß nur durch das Hinzutreten bestimmter Mikroorganismen, und zwar einiger Spirochätenarten und des Bacterium fusiforme die Gangrän zustande kommt; der gangränöse Zerfall des Lungengewebes erfolgt meistens rascher als die eitrige Einschmelzung beim Abszesse, daher ist auch die Prognose noch ungünstiger. In letzter Zeit scheinen intravenöse Neosalvarsan-Injektionen in manchen Fällen Heilung gebracht zu haben. Jedenfalls ist dieser therapeutische Versuch voll gerechtfertigt. Man verwendet die Dosis II, also 0.3 Neo-Salvarsan intravenös alle zweiten oder dritten Tag, im Ganzen drei bis viermal; falls darnach keine wesentliche Besserung aufgetreten ist, ist diese Kur nicht fortzusetzen.

Nun gibt es noch ein Vorkommnis, das das Weiterbestehen eines pneumonischen Infiltrates mit unveränderter Allgemeinerkrankung erklären kann, und das ist jene Form der Pneumonia caseosa tuberculosa, welche nicht nur bei Kindern, sondern auch bei Erwachsenen manchmal zu Fehldiagnosen Anlaß gibt. Wenn ein Kranker in seiner Anamnese Zeichen aktiver Tuberkulose angibt oder in seinem Status erkennen läßt, und er erkrankt unter allen Zeichen einer typischen Pneumonie, so ist trotzdem immer auch auf die Möglichkeit zu achten, daß es sich um keine Pneumonie, sondern um eine akute tuberkulöse Entzündung handelt. In diesem Falle kann ein Sputumpräparat oft sofort den positiven Tuberkelbazillenbefund ergeben; doch kann auch ohne mikroskopischen Befund der weitere klinische Verlauf, besonders nach dem neunten Tage, an dem man die Krise vergeblich erwartet hat, die T u b e r k u l o s e erkennen lassen. Schon das bei öfterer Messung häufig unregelmäßige Fieber kann im Gegensatze zur hohen Kontinua der echten Pneumonie, trotz sonstiger größter Ähnlichkeit, auch in den ersten Krankheitstagen die Idee an Tuberkulose erwecken.

So sehen wir, daß verschiedene Komplikationen zur Verlängerung des Fiebers über die durchschnittliche Zeit hinaus bei der kruppösen Pneumonie führen können, und daß dann immer an Empyem, Lungenabszeß, Lungengangraen und Tuberkulose gedacht werden muß.

2. Lobuläre Pneumonie.

Völlig verschieden von der kruppösen Pneumonie in ihrer Entstehung und in ihrem Verlaufe ist die B r o n c h o p n e u m o n i e, die lobuläre, die katarrhalische Pneumonie.

Zur Schilderung eines typischen Falles kann hier die A s p i r a t i o n s p n e u m o n i e angeführt werden. Während einer Narkose erbricht ein Kranker; dabei atmet er kleine und kleinste Teile von dem erbrochenen Mageninhalte ein. Nur bei einer nicht zu tiefen Narkose kann es sofort zu heftigen Hustenstößen kommen, mit denen der Kranke die aspirierten Teilchen wieder heraushustet. Geschieht dies nicht, dann kommt es, nachdem der Kranke aus der Narkose erwacht ist und keinerlei Kenntnis von der Aspiration hat, erst nach einigen Tagen zu Erscheinungen von seiten der Lunge. Das erste Zeichen ist der sich einstellende Hustenreiz mit undeutlichen, diffusen, zumeist drückenden, nicht näher lokalisierbaren Schmerzen im Rücken. Dabei erhöht sich die Körpertemperatur mäßig. Schon nach wenigen Stunden verstärkt sich der Husten, es tritt schleimiger Auswurf auf und der Kranke kann bereits seine Schmerzen nach links oder rechts lokalisieren. Die Untersuchung ergibt so im Anfange normale Thoraxbewegung, perkutorisch ebenfalls normale Verhältnisse, auskultatorisch aber meistens über einem Unterlappen an einer zirkumskripten Stelle bei vesikulärem Atmen „Knisterrasseln". Um eine solche Stelle zu entdecken, ist das aufmerksam absuchende Abhorchen der ganzen Lunge notwendig. In seltenen Fällen kann sich in diesem Stadium der geschilderte Entzündungsherd rückbilden; meistens beginnt nun eine Ausbreitung, welche sich klinisch in einer Steigerung des anhaltenden Fiebers, in einer Zunahme des Hustens und Auswurfes und einer perkutorisch nachweisbaren Dämpfung ausdrückt. Auskultatorisch kann bronchiales Atmen den Nachweis für die Infiltration eines kleineren oder größeren Lungenteiles geben. Wenn die Ausbreitung den größeren Teil eines Lungenlappens eingenommen hat, so kann in diesem Zeitpunkt der Untersucher, wenn er nicht auch den Verlauf der Krankheit kennt, durch eine einmalige Untersuchung nicht entscheiden, ob es sich um eine kruppöse Lappenpneumonie oder eine „konfluierende" Läppchen-Bronchopneumonie handelt. Solche „katarrhalische" Pneumonien entwickeln sich außer bei Narkosenzwischenfällen als S c h l u c k p n e u m o n i e bei geretteten Ertrunkenen, bei Vergiftungen mit Schlafmitteln oder Morphium, wobei es durch die Verlangsamung und Verflachung der Atmung nicht zum Aushusten aspirierten Speichels und Mundhöhleninhaltes kommt, bei Bulbärparalysen, bei denen der Schluckakt gestört ist, und endlich bei Operationen im Bereiche der Nasen- und Mundhöhle, wenn Blut aspiriert worden ist.

Während hier überall derselbe Entstehungsmodus angenommen werden muß, nämlich das Eindringen eines Fremdkörpers und mit ihm einer Menge verschiedenster Mikroorganismen in die atmende Lunge, gibt es auch die Bildung kleiner Entzündungsherde, ausgehend von der Entzündung der Schleimhaut der Bronchien, mit Übergreifen auf die kleinsten Bronchien. Daß im Verlaufe einer diffusen Bronchitis, so bei schlechter Expektoration, auch ein liegenbleibendes Sekret mit seinen Eiterungen zu der Ausbildung von einzelnen, dann konfluierenden Entzündungsherden führen kann, erscheint uns verständlich. Aber warum zu gewissen Zeiten, z. B. bei Influenzaepidemien, gerade diese Form der Lungenentzündung so überwiegt, ist noch nicht bekannt. Es dürfte hiebei mehr auf die Beschaffenheit der Lunge oder des ganzen Körpers ankommen als auf den Erreger; denn einerseits erkranken kleine Kinder und andererseits wieder schwächliche und ältere Leute eher im Anschlusse an eine Bronchitis an einer solchen katarrhalischen Pneumonie, als Menschen im vollkräftigen Alter. Daher auch die Sorge, alte Leute vor Bronchitiden zu bewahren, besonders wenn sie infolge anderer Krankheiten gezwungen sind, das Bett zu hüten.

Der Verlauf der Bronchopneumonie ist immer ein langwieriger. Auch wenn nur vereinzelte Herde vorhanden sind, brauchen diese mindestens mehrere Wochen bis zur Heilung. Häufig konfluieren die Herde und nehmen dann einen Teil eines Lungenlappens, meistens eines Unterlappens ein; sie können bei Heranreichen an die Pleura zuerst zu einer Pleuritis sicca, später auch zur Ausbildung eines in der Regel allerdings kleinen Exsudates führen, das in seiner Beschaffenheit einem serösfibrinösen Erguß geringer Menge entspricht. Die lange Dauer dieser Krankheit stellt an den ganzen Körper, besonders an das Herz, eine große Anforderung.

3. Therapie der Pneumonie.

„Die meisten Pneumonien heilen trotz der Behandlung." Dieser oft gebrauchte, sarkastische Satz soll ausdrücken, daß wir kein direktes Heilmittel gegen die kruppöse Pneumonie besitzen. Es war das große Verdienst Skodas, gezeigt zu haben, daß die kruppöse Pneumonie ohne Medikamentdarreichung ebenso verläuft, wie wenn — was um die Mitte des XIX. Jahrhunderts noch sehr gebräuchlich war — reichlich Expectorantia verabreicht oder zahlreiche Aderlässe vorgenommen wurden. Diese Erfahrung gilt noch heute; alle Versuche, mit speziellen chemischen Präparaten oder mit spezifischen, gegen die Erreger gerichteten Vakzinen den Entzündungsprozeß rasch zu beseitigen, haben bisher zu keinen sicheren Erfolgen geführt. Nichtsdestoweniger dürfen aber diese Bemühungen nicht aufgegeben werden und es besteht ja doch die Möglichkeit, einmal ein solches

Spezifikum aufzufinden. Die neuesten Forschungen, daß nicht alle Pneumokokken biologisch gleich sind und daß eine Vakzine, welche aus den jeweils die kruppöse Pneumonie verursachenden Pneumokokken hergestellt ist, bessere Resultate erzielen soll als eine beliebige Pneumokokken-Vakzine, geben die Aussicht, auf diesem Wege einmal weiter zu kommen.

Vorläufig hat die Therapie den indirekten Weg der Beeinflussung gewählt. Die Tatsache, daß der tödliche Ausgang bei Pneumonien meistens ein Herztod ist, hat dazu geführt, von allem Anfange an dem H e r z e n die größte Aufmerksamkeit zuzuwenden, seine Arbeit zu erleichtern und seine ungestörte Schlagfolge zu erhalten. Dabei ist zu beachten, ob die Pneumonie einen vorher herzgesunden Menschen betrifft oder ob von früher her schon eine Herzschädigung besteht. In beiden Fällen wird es notwendig sein, die Arbeit des Herzens möglichst zu erleichtern und die Kraft des Herzens zu erhalten.

Es war früher Gebrauch, vom Beginne der Pneumonie an Digitalis zu geben; in den letzten 20 Jahren hat die experimentelle Pharmakologie die Wirkung der Digitaliskörper in ihren einzelnen Komponenten erforscht und gezeigt, daß eine Wirkung mit nicht toxischen Dosen nur auf den insuffizienten Herzmuskel ausgeübt werden kann, wenn eben die sonst optimale Arbeitsleistung nicht mehr besteht. Solange die Systole des Herzens noch nicht ungenügend und solange die Diastole noch nicht stark verkürzt ist, kann die Digitalis keine Wirkung erzielen.

Ebensowenig gelingt es, die „Herzkraft" eines gesunden Herzens durch Digitalis prophylaktisch im unterstützenden Sinne bei Pneumonie erhalten zu wollen.

Die Gefahr für das Herz bei der Pneumonie liegt zumeist nicht in der Schädigung der Kontraktilität seiner Muskelfasern, sondern in der Störung der Zusammenarbeit zwischen nervöser Leitung und Herzmuskelfasern, weil beide durch die Infektion geschädigt, eine w i r k u n g s v o l l e Schlagfolge weder im Rhythmus noch in der Frequenz aufbringen können.

Etwas anderes ist es, wenn ein Kranker mit einem Klappenfehler oder einer Herzmuskelschädigung gleich am Anfang oder im Verlaufe einer Pneumonie auch noch die Zeichen einer Herzinsuffizienz bietet; hier wird die Digitalis, ohne Beziehung auf die Pneumonie, wirksam werden können, zumal da ihre Wirkung sich auch auf die Gefäße erstreckt.

Ähnlich wie mit der Digitalis verhält es sich mit Koffein; es liegt kein Grund vor, bei jeder Pneumonie sofort Koffein zu geben. Das Koffein wirkt nicht direkt auf die Herzmuskelfasern, sondern es erweitert vor allem drei arterielle Stromgebiete: Das des Gehirnes, die Kranzgefäße des Herzens und drittens die renalen Gefäße. Es kann während einer Pneumonie vorkommen, daß rasch die Spannung und Füllung der peripheren Arterien, gefühlt an der Radialaterie, außerordentlich sinken und daß gleichzeitig Zeichen der Hirnanämie auftreten; in einem solchen Falle wird eine Koffeininjektion von 0.25 Coffein Natr. benzoicum oder salicylicum subkutan oft über den bedrohlichen Zustand hinweghelfen; oder es kann sich im Verlaufe die Harnsekretion auffallend vermindern, ohne daß eine komplizierende Nephritis besteht, wobei unter Koffein (0.3, dreimal im Tag als Pulver oder in Lösung) die Harnausscheidung wieder in Gang kommt.

Wenn wir früher angenommen haben, daß das Herz der alleinige treibende Motor der Blutbewegung ist, so haben wir immer mehr und mehr kennen gelernt, daß auch dem peripheren Gefäßsysteme eine bedeutende Leistung für den Kreislauf zukommt, daß sich also die Arterien aktiv an dem „Strömen" des Blutes beteiligen, ja daß auch die Kapillaren noch selbständig in diesem Sinne arbeiten. So ist das Maß der Arbeit des Herzens wesentlich abhängig von dem Verhalten der peripheren Gefäße, welche im gesunden Menschen auf eine sinnvolle Art besonders ihre Weite und damit die Durchströmungsmöglichkeit jeweils den gegebenen Forderungen, z. B. muskulärer Arbeit, in enger Beziehung zur Herzarbeit anpassen. Diese Koordination der Tätigkeit wird im kranken Organismus, in besonders auffälliger Weise bei den Infektionskrankheiten, gestört. Auch die Pneumonie läßt sofort die geänderte Blutzirkulation erkennen. Das gerötete Gesicht mit der Zyanose von Nase, Lippen und Ohren zeigt schon in einem kleinen Bezirke äußerlich die gestörte Verteilung. Man darf diese Zyanose nicht nur mechanisch aus der verminderten Oxydation des Blutes in der Lunge bei Verkleinerung der respiratorischen Oberfläche erklären, weil sie ja schon vorhanden ist, wenn auch das pneumonische Infiltrat nur einen halben Unterlappen einnimmt und die übrige Lungenfläche bei weitem ausreicht, um den Gasaustausch in genügendem Ausmaße durchzuführen. Es hat daher keinen Sinn, bei einer solchen Lunge S a u e r s t o f f zuzuführen, weil diese Lunge vollkommen genügend Sauerstoff aus der Luft entnehmen kann. Anders ist die Sache, wenn durch eine Pneumonie, die drei oder sogar vier Lappen ergriffen hat, die respiratorische Lungenoberfläche so eingeschränkt ist, daß der Sauerstoffgehalt der Umgebungsluft nicht mehr genügt; hier kann nun durch Zufuhr von reinem Sauerstoff objektiv und subjektiv Hilfe geleistet werden.

Wir müssen annehmen, daß es bei der Pneumonie infolge der Infektionswirkung in verschiedenen Gefäßbezirken der Haut — hier sichtbar nachweislich —, aber auch in den inneren Organen zur Erweiterung der Blutgefäße und damit meistens zur Verlangsamung des Blutstroms kommt. Dies ist ein Faktor, welcher das Herz veranlaßt, durch raschere Tätigkeit einen Ausgleich im Sinne der normalen Blutverteilung herbeizuführen.

Die Erhöhung der Schlagfolge hat aber auch noch andere Gründe: so das F i e b e r. Wir glauben, daß von zwei Stellen aus die erhöhte Temperatur des Blutes die Tachykardie veranlaßt; erstens vom Inneren des Herzens selbst und zweitens von der Medulla oblongata; dabei ist sofort hinzuzufügen, daß auch der Kohlensäuregehalt des Blutes von wichtiger Bedeutung für dieses Nervenzentrum ist. Die durch die Hyperthermie ausgelöste Tachykardie scheint uns auf alle Fälle schädlich; die sonst für den Gesunden vorhandenen Regulationsmechanismen funktionieren nicht oder höchst mangelhaft. Die Schweißdrüsen arbeiten nicht, die eingeengte Lungenoberfläche gibt weniger Wasserdampf ab und die Strahlung von der Haut ist bei der Blutstauung in den zyanotischen Hautpartien in weitem Maße eingeschränkt.

Die h y d r o t h e r a p e u t i s c h e Prozedur eines kühlen Stammumschlages oder einer Ganzpackung kommt also allen Indikationen nach. Erstens entzieht sie bei halbstündlichem bis stündlichem Wechseln der Körperoberfläche energisch Wärme und beseitigt damit die subjektiven Beschwerden des Kranken durch die Hitze; zweitens bewirkt sie im Vereine mit einer Abreibung nach Herabnahme des Wickels eine Kontraktion der venösen Hautgefäße und der Kapillaren und damit eine Verminderung der Stase und eine Verdrängung des Blutes von der Peripherie gegen das Zentrum mit guter arterieller Durchblutung; und drittens bewirkt die Anlegung eines kalten Umschlages eine Vertiefung der Atmung mit tiefer Inspiration und kräftiger Exspiration, mit welcher fast immer mehrere Hustenstöße verbunden sind, wodurch die Expektoration wesentlich gefördert wird. Auch das Aufsetzen, welches zum Anlegen eines Umschlages notwendig ist, fördert die Atembewegung. Viele Patienten und deren Umgebung, wie auch manche Ärzte scheuen sich, einem Pneumoniekranken, wegen angenommener Anstrengung für das Herz, öfteres Aufsetzen zuzumuten. Ich habe davon immer nur Gutes für die Atmung gesehen, ja manchesmal kam die sistierende Expektoration wieder in Gang. Es ist daher auch gar nichts dagegen einzuwenden, einen Pneumoniker, je älter umso eher, aus dem Bette heraus in einen Lehnsessel zu setzen und ihn Tag und Nacht in diesem sitzen zu lassen. Voraussetzung ist nur, daß sich der Kranke in dieser Lage wohl fühlt und nicht über besondere allgemeine Schwäche klagt. Auch ist gutes Einhüllen in Decken und eine Zimmertemperatur von 18⁰ C (= 14—15⁰ R) notwendig. Doch ist die Zimmerluft durch gutes Lüften immer wieder zu erneuern. Ein Herabdrücken der Temperatur durch antipyretische Medikamente ist bei Pneumonie nicht notwendig; die Antipyretica belasten den Magen und ihre Wirkung ist nur eine vorübergehende; auch eventueller Kopfschmerz läßt sich am besten durch eine kühle Kompresse mildern. Die hydrotherapeutischen Prozeduren beabsichtigen also, neben der subjektiven Linderung der Lähmung der Gefäße entgegen zu arbeiten, eine Stase in der Peripherie zu vermeiden und damit den peripheren Kreislauf anzuregen, die Arbeit des Herzens zu erleichtern.

Worin liegt denn die Gefahr für das Herz? In der Unmöglichkeit allein, ohne Mithilfe der peripheren Gefäße, welche in ihrer Kontraktionsfähigkeit in weiten Bezirken geschädigt sind, den Kreislauf aufrecht halten und damit für genügende Arterialisierung, d. h. Zufuhr von entsprechend sauerstoffhältigem Blute, sorgen zu können. Dazu kommt, daß unter dem Einflusse der Infektion die Erregbarkeit der motorischen Apparate des Herzens vermindert wird. Aus diesem Grunde verwenden wir von Anfang an bei der Pneumonie den K a m p f e r in Form der subkutanen Injektion des offizinellen 10%igen Kampferöles; wir geben dreimal des Tages 3—4 Kubikzentimeter davon. Diese Menge ist nicht zu groß und wird gut vertragen. Während bei jüngeren Leuten bei kritischer Entfieberung nach der Krise mit dem Kampfer ausgesetzt werden kann, empfiehlt es sich bei älteren Leuten, den Kampfer auch noch einige Tage nach Aufhören des Fiebers in gleicher Weise weiter zu geben, um gegen ein plötzliches Versagen der Herztätigkeit gesichert zu sein. Ob dem Kampfer bei seiner Ausscheidung durch die Lunge auch eine Wirkung auf die Entzündungserreger zukommt, ist unsicher und bisher unbewiesen, aber nicht unmöglich. Es wird diese Annahme auch bei der Verwendung des T r a n s p u l m i n gemacht, dessen einer Bestandteil Kampfer ist; davon werden täglich 3mal 2 Kubikzentimeter intramuskulär gegeben.

Wenn also die Hauptsorge bei der Behandlung der Pneumonie die Erhaltung einer guten, regelmäßigen Herztätigkeit und auch einer guten Funktion des peripheren Gefäßapparates ist, so gewinnt eine Substanz immer mehr an Bedeutung, welcher die Fähigkeit, die Herztätigkeit zu regularisieren und die kleinen und kleinsten Gefäße in gutem Tonus zu erhalten, zugeschrieben wird, das C h i n i n. Während in früherer Zeit die Chinarinde vorzüglich zur Bekämpfung nicht nur der Malaria, sondern jeder Art von Fieber verwendet worden ist, wird jetzt ihre Gefäßwirkung hervorgehoben. Es gelingt, mit kleinen Dosen Chinin Herzarrhythmien zu beeinflussen; auch bei der Pneumonie findet es Anwendung, wobei auch noch an eine Wirkung auf den Entzündungsprozeß gedacht wird. Man verwendet es in der Form des Chininum bihydrochloricum in 25% iger Lösung, so daß in 1 Kubikzentimeter Lösung 0.25 Chinin in intravenöser Injektion einverleibt werden; die Anwendung empfiehlt sich 2—3 Tage hintereinander. Bei Anwendung von intramuskulären Injektionen muß die Lösung der Reaktion des Gewebes angepaßt werden, also schwach alkalisch sein, nicht nur um starke Schmerzen zu verhüten, sondern um auch günstige Resorptionsverhältnisse zu schaffen. Eine solche 25% ige haltbare Chininlösung ist unter dem Namen des Solvochins im Handel; die Einzeldosis ist 2 Kubikzentimeter entsprechend 0.5 Chinin, an drei aufeinanderfolgenden Tagen je eine Injektion zu geben. In gleicher Weise kann eine Lösung von: Rp. Chinini bihydrochl. 2.0, Urethan 1,0, Aqu. destill. 20.0; M. S. Steril, zur intramuskulären Injektion Cave Säuren! verwendet werden; fünf Kubikzentimeter davon (0.5 Chinin enthaltend) können einmal täglich an drei aufeinander folgenden Tagen intramuskulär injiziert werden.

Wenn es uns so zwar gelingt, Herz und Gefäße in guter Tätigkeit zu erhalten, so kann noch von der Lunge aus eine Schwierigkeit entstehen, bei besonderer Erschwerung des Auswurfes; es wird manchmal der Auswurf derart dick und zäh, klebrig und haftend, daß der geschwächte Patient nicht die nötige Kraft zur genügenden Expektoration aufbringt. Alle die theoretisch angeführten medikamentösen „Expektorantien" sind ohne Wirkung; sie mögen als Tropfen oder Medizin, wie der Liquor ammonii anisatus oder das Infusum Ipecacuanhae mit einem wohlschmeckenden Sirup recht gerne vom Kranken genommen werden, aber eine Vermehrung, Verdünnung oder Erleichterung des Auswurfes hat wohl noch niemand davon gesehen. Kommt es wirklich zu einer bedrohlichen Stagnation des Auswurfes, der dann die Mehrzahl selbst der größeren und großen Bronchien verlegen und damit zu Erstickungserscheinungen führen kann, so kommen zwei Methoden zur Unterstützung der Expektoration in Betracht: entweder die Inhalation oder die Verabreichung eines Brechmittels.

Die **Inhalation** wirkt infolge ihres Gehaltes an ätherischen Ölen (Ol. juniperi, Ol. pini pumilionis, Ol. eucalpyti) reizend auf die Schleimhaut des Respirationstraktes und löst so reflektorisch heftige Hustenstöße aus. Mit diesen erfolgt dann in der Regel eine bessere Entfernung des Sekretes. Ist dieses Mittel erfolglos, dann kann als letzter Versuch ein **Brechmittel** verabreicht werden, durch welches gleichzeitig mit der Brechbewegung auch eine Bewegung des Zwerchfells und damit Hustenstöße ausgelöst werden. Diesem Zwecke dient die mehrmalige eßlöffelweise Verabreichung einer 1%igen wässerigen Lösung von Kupfersulfat, bis Erbrechen erfolgt.

Husten und Auswurf sind nicht in jeder Phase der Pneumonie gleich, aber fast niemals ist es geboten, den Husten zu unterdrücken, gewiß niemals, wenn er erfolgreich ist, das heißt zur Entleerung von Sputum führt. **Namentlich bei der kruppösen Pneumonie nehme man lieber einige schlechte, durch Husten gestörte Nächte in Kauf, als durch Narcotica zwar eine Nacht ruhig zu gestalten, aber dafür eine Stagnation des Sekretes einzutauschen.** Eher kann bei der über Wochen sich hinziehenden katarrhalischen Pneumonie einmal das Herz ausnahmsweise die Anwendung von narkotischen Mitteln verlangen, um den Husten zu unterdrücken und die vielen Blutdrucksteigerungen, welche mit diesen forcierten Exspirationsstößen verbunden sind, zu vermindern. Im allgemeinen bleibt aber der alte Erfahrungssatz gültig, nur dort den Hustenreiz medikamentös zu unterdrücken, wo das Husten vergeblich ist, das heißt nicht mit einer Sekretherausbeförderung verbunden ist. Es gibt daher auch der Schmerz, der bei Mitbeteiligung der Pleura immer vorhanden ist, nur selten eine Indikation ab, sich des Morphins oder seiner Derivate zu bedienen, denn immer kommt es bei seiner Anwendung auch zu einer Verminderung des Hustenreizes. Ein Hautreiz, wie etwa ein Senfpapier, ein Alkoholumschlag, ein trockener Schröpfkopf, ein Termophor, ein Krenteig (Meerrettig) auf die zirkumskripte schmerzende Stelle appliziert, wird in den meisten Fällen Erleichterung ohne schädliche Nebenwirkung bringen. Nur nach Abwägung aller Umstände kann sich seltenerweise die Notwendigkeit einstellen, einmal bei übergroßen Pleuraschmerzen eine Morphininjektion (0.01) subkutan an der Schmerzstelle am Thorax zu verabreichen.

Es wurde bereits betont, daß die Erhaltung der Zwerchfellbeweglichkeit objektiv und subjektiv für den Pneumoniekranken von Wichtigkeit ist; daß deshalb eine Pleuraschwarte oder Pleuraadhäsion von früher her eine unerwünschte Komplikation darstellt. Aber auch eine rein funktionelle Behinderung der Zwerchfellatmung bei Meteorismus ist möglichst zu vermeiden und daher für ausgiebige Stuhlentleerung immer zu sorgen. Die geringe Nahrungsaufnahme des hochfiebernden Pneumonikers macht eine tägliche Stuhlentleerung keineswegs überflüssig.

Vielfach wird die Beigabe von Kompott, Limonaden, anderen Fruchtsäften und Zuckerspeisen zu der sonst leicht verdaulichen Kost auch großen Nutzen stiften. Es wird hiebei zugleich dem Durstgefühl des Kranken Erleichterung gebracht werden können, zumal als einer Verabreichung von kühlen und kalten Getränken nichts im Wege steht. Einer besonderen Besprechung bedarf die Gabe von A l k o h o l. Bei Potatoren lehrt uns die Erfahrung, daß oft schon mit dem Einsetzen der Pneumonie oder in ihrem Verlaufe mit einer gewissen Regelmäßigkeit zerebrale Reizzustände, Verwirrtheit, Delirien, auch mit dem Bilde des Delirium tremens auftreten; dabei sieht man von der Entziehung des Alkohols nur Ungünstiges, während eine der individuellen gewohnten Menge angepaßte Verabreichung von Alkohol die nervösen Reizzustände doch vermindert. Sonst bedarf ein von früher her abstinenter Pneumoniker keines Alkohols; doch bleibt der Alkohol ein gegebenenfalls rasch wirkendes, aber auch wieder rasch abklingendes Stimulans, das bei subjektiven Schwächegefühlen, bei Depressionen, bei Zeichen von Gehirnanämie fallweise gute Wirkung hat; er bleibt auch ein Hilfsmittel der Bekämpfung des Kollapses, wie dieser im Verlaufe der Pneumonie oder während der Stunden der Krise eintreten kann. Zu dieser Zeit gehört heißer schwarzer Kaffee oder starker Tee, namentlich auch für die Nachtstunden ständig vorbereitet.

Eines Zustandsbildes ist bei der Pneumonie noch zu gedenken, das nicht oft, aber doch manchmal zur Beobachtung kommt, das ist jene hochgradige, oft rasch sich ausbildende venöse Stase in der Peripherie, welche durch Vasomotorenlähmung zustande kommt; alles Blut scheint im Gebiete des Splanchnikus und in den Hautgefäßen gestaut zu sein. In diesem Falle kann eine Entlastung des peripheren Kreislaufes durch einen ausgiebigen A d e r l a ß wieder Ordnung in die Zirkulation bringen und das Rückströmen des Blutes zum Herzen ermöglichen. Ob es sich hier nun um eine mechanisch-physikalische Wirkung, ob es sich hier nur um die Entfernung einer größeren Menge mit CO_2 übersättigten Blutes handelt oder ob nicht vielmehr dadurch das Strömen der Gewebsflüssigkeit in die Kapillaren hinein erst wieder ermöglicht und so die Zellatmung neuerdings in Gang gebracht wird, kann hier nicht weiter erörtert werden; es soll nur die vorzügliche Wirkung dieses kleinen chirurgischen Eingriffs in Erinnerung gebracht werden.

4. Prophylaxe der Pneumonie.

Und nun nach Besprechung der Therapie die Frage nach der P r o p h y l a x e: Läßt sich die Erkrankung an Pneumonie vermeiden? Diese Frage muß verschieden beantwortet werden, je nach der Art der Lungenentzündung, und diese ist wieder abhängig von der Art des Erregers. Da immer eine Infektion vorliegt, so muß die Quelle der Infektion berücksichtigt werden. Diese ist in Zeiten von Epidemien allüberall in unserer Umgebung und für die kruppöse Pneumonie müssen wir die Anwesenheit von Pneumokokken in den katarrhalischen Affektionen unserer Nebenmenschen annehmen. Nur so ist das epidemische Auftreten von Pneumonie-Epidemien, allerdings zumeist mäßiger Ausbreitung in Schulen, Instituten, Krankensälen zu erklären. Vor allem wird somit das „Angehustet-werden" zu vermeiden sein.

Da wir aber annehmen müssen, daß wir eine Anzahl dieser Erreger doch immer auch in unseren Luftwegen beherbergen, so muß für den Ausbruch der Krankheit doch der jeweilige Körperzustand bestimmend sein; dabei spielt die plötzliche Abkühlung des Körpers (Erkältung) mit nicht gut und prompt funktionierenden Gefäßregulationen, besonders in Haut, Lunge und Niere eine bedeutende Rolle. Daher in erster Reihe die Anfälligkeit alter oder sonst geschwächter Individuen. Somit ist bei dem Auftreten der kruppösen Pneumonie die gesamte Körperverfassung von ausschlaggebender Bedeutung und die bezügliche Prophylaxe liegt in der Erhaltung der Widerstände gegen Kälteeinwirkungen.

Anders ist die Sachlage bei der katarrhalischen, der Bronchopneumonie. Hier sind die Erreger mannigfaltiger, meistens nicht eine einzelne Art, sondern eine Mischung verschiedener Arten des entzündungserregenden Agens, und vielfach eine ausgebreitete mäßige katarrhalische Affektion die Grundlage; von dieser aus entwickelt sich bei längerem Bestehen eine Reihe zuerst kleiner pneumonischer Herde. Die Prophylaxe hat hier Laryngitis, Tracheitis und Bronchitis nicht zu vernachlässigen, sondern ihre rasche Beseitigung anzustreben und muß alle Momente, welche zu diesen Affektionen beigetragen haben, auszuschalten suchen, allerdings in der Erkenntnis, daß auch hiebei Art des Erregers und zeitliche Kondition des Erkrankten von Bedeutung sind. So wissen wir, daß zu Zeiten einer Influenzaepidemie die Bronchitiden zur Bildung von Pneumonieherden neigen und daß schwache und daher auch ältere Leute im Laufe einer Bronchitis an Bronchopneumonien erkranken. Die hypostatischen Pneumonien der alten Leute, welche im Bette auftreten, gehören zu diesen Formen, da das alte, gebrechliche Individuum unfähig ist, seine Gefäßreaktion noch den Forderungen anzupassen, und daher auch außerstande ist, durch kräftige Respiration die mit der Luft unvermeidbar eintretenden Krankheitskeime auch wieder auszuatmen oder mittelst Hustenstoßes mit Schleim auszuwerfen. Die Möglichkeit guter Atmung bei aufrechter Körperlage, also Sitzen im oder, wenn möglich, außerhalb des Bettes, die Sorge für den Luftwechsel des Krankenraumes und die Hygiene des Krankenzimmers überhaupt wird das Auftreten solcher Bronchopneumonien verhindern können.

Allerdings kann man nicht erst im höheren Alter mit dem Erlernen richtiger Atemtechnik beginnen, und Sache des Hausarztes wäre es, jedem seiner Kranken so frühzeitig als möglich richtige Atmungsbewegung beizubringen, deren Bedeutung nicht nur für Lungen und Herz, sondern infolge der Zwerchfellbewegung auch für die Bauchorgane von vielfach noch immer nicht genügend geschätzter Bedeutung ist.

B. Rippenfellentzündung.
1. Primäre Pleuritis.

Die primäre Rippenfellentzündung, also jene, welche ohne sofort erkennbare andere Krankheit selbständig zu entstehen scheint, galt in den meisten Fällen als „rheumatisch" und war ein Musterbeispiel für eine Erkältungskrankheit. Mit dem Ausbaue der Bakteriologie fiel es auf, daß die meisten serösen Exsudate „steril" waren, also keine der gewöhnlichen Eitererreger enthielten, daß aber in einigen Fällen der Nachweis von Tuberkelbazillen gelang und daß im Tierversuche bei Überimpfung fast regelmäßig Tuberkulose nachweisbar war. Auch die Untersuchung des Sediments des Punktates auf seinen Zellgehalt ergab in der überwiegenden Anzahl lymphozytäre Elemente, also jene Zellgattung, welche meistens den tuberkulösen Ergüssen eigen ist. Weitere vielfältige klinische Untersuchungen, namentlich die Berücksichtigung der Morbidität solcher Kranker in ihrem ferneren Leben, ließen die Tuberkulose als ätiologisches Moment erkennen, so daß jetzt die vorherrschende Meinung jede primäre Rippenfellentzündung als tuberkulös auffaßt und die „rheumatische" Pleuritis auf sehr seltene Ausnahmsfälle beschränkt bleibt. Diese Ansicht bedingt aber notgedrungen eine tiefgreifende Änderung in der Auffassung der Rippenfellentzündung als Krankheit, denn sie verliert damit ihren eigenen Charakter und wird zu einer Episode im tuberkuloseinfizierten Körper.

Der Beginn der Pleuritis kann akut einsetzen, mit kurzer Entwicklung bis zur vollen Höhe oder mit langsamer, schleichender Entwicklung, so daß der Kranke selbst längere Zeit von dem Bestehen der Krankheit kaum etwas verspürt; dabei sind die subjektiven Beschwerden außerordentlich verschieden. Es wird möglich sein, einerseits diese Verschiedenartigkeit aus den objektiven Symptomen zu erklären, andererseits aus manchen subjektiven Klagen auf bestimmte pathologische Veränderungen zu schließen.

Der heftige stechende Brustschmerz an einer Stelle, der jeden tieferen Atemzug zur Qual macht und zur ruckweisen Unterbrechung der Atmung führt, ist das Zeichen einer Pleuraveränderung, welche auskultatorisch im „R e i b e n" zu erkennen ist. Die Hauptbedingung dafür ist die Möglichkeit, daß beide Pleurablätter — Pleura pulmonalis und Pleura costalis — aneinander vorbeischieben können, allerdings nicht so reibungslos gleitend, wie bei der gesunden, spiegelnden Pleura; aber es ist ein sicheres Zeichen dafür, daß sie an der Stelle des Reibens noch nicht durch eine Flüssigkeitsschichte voneinander getrennt sind; man spricht daher hier von „t r o c k e n e r" R i p p e n - f e l l e n t z ü n d u n g, Pleuritis sicca. Das Reiben kann an einer kleinen Stelle wo immer über der Lunge zu hören sein oder in verschieden großer Ausdehnung, schließlich auch über der ganzen Lunge.

Aber das Reiben allein genügt nicht zur Diagnose einer p r i m ä r e n Pleuritis, denn „es reibt" auch über einem Infarkte, über einem pneumonischen Herde oder über einer Pleurametastase irgend eines Organ-Karzinoms. Das Reiben bezeugt ja eben nur die veränderte Beschaffenheit der Pleura. Daher hat zuerst die Untersuchung der Lungen vorgenommen zu werden, wobei nicht nur auf akute Veränderungen, sondern auch auf Residuen früher einmal überstandener Prozesse zu achten ist. Es muß hier hervorgehoben werden, daß frühere tuberkulöse Antezedenzien sowohl in der Anamnese, wie auch bei Untersuchung des Gesamtkörpers genauestens zu beachten sind. Die Aszendenz und Deszendenz mit ihrem Milieu, in früher Kindheit überstandene Augenleiden mit oder ohne sichtbare Folgen, Lymphomata colli mit genetzten Narben, an Knochen adhärente Hautnarben, Dämpfungen nach Lungenspitzenkatarrhen, vielfache „Bronchialkatarrhe", einmal eine kurz vorübergehende Hämoptoe (eine kleine Blutung aus einem angeblich geplatzten kleinen Rachenblutgefäß), unmotivierte Abmagerung vor der Erkrankung, abendliches Fieber, Schweiße nach Mitternacht, all diese Umstände werden zur ätiologischen Diagnose hinleiten. Allerdings werden sich nur selten alle oder die Mehrzahl dieser Symptome finden, aber auch dem einzelnen kommt eine wesentliche Bedeutung zu. Das Fieber setzt manchmal hoch ein, ist aber bei dieser trockenen Pleuritis meistens nur mäßig.

Der Husten ist in der Regel gering; der Kranke unterdrückt ihn selbst nach Möglichkeit wegen der heftigen Schmerzen. Sowohl der Husten wie der Auswurf hängen von dem Vorhandensein und der Ausbreitung eines eventuellen Lungenkatarrhes ab. In seltenen Fällen läßt sich beiderseitig eine trockene Pleuritis nachweisen.

Es muß hier auch auf eine besondere Lokalisation der trokkenen Pleuritis aufmerksam gemacht werden, welche nicht zu häufig vorkommt und Anlaß zu Fehldiagnosen gibt: die d i a p h r a g m a t i k a l lokalisierte Pleuritis. Solche Kranke klagen über plötzlich einsetzende, starke Schmerzen von zusammenschnürendem Charakter in der Höhe der unteren Thoraxapertur, wobei sie nicht verläßlich angeben können, ob die Schmerzen eher in die Brust oder in den Bauch zu lokalisieren sind; diese Schmerzen machen das Atmen zur Qual, die Respirationen erfolgen ruckartig, sakkadiert, und dabei doch oberflächlich. Durch die ungenügende Atmung, welche willkürlich gehemmt wird, tritt bald Lufthunger ein, der die Beschwerden noch weiter erhöht. Zyanose, ängstlicher Gesichtsausdruck und Tachykardie ergänzen das Bild. Da zur Fixation des Thorax auch die Bauchmuskeln angespannt sind, ist die Entscheidung, wo der Sitz der Erkankung zu suchen ist, ob oberhalb oder unterhalb des Diaphragmas meistens recht schwer. Allerdings nehmen diese Kranken keine Rückenlage ein, sondern sitzen gewöhnlich aufrecht im Bette. Die Untersuchung des Abdomens ergibt normale Verhältnisse, keinen Anhaltspunkt für eine entzündliche Affektion der Bauchorgane, worauf eventuell das Fieber hinwies; aber auch die Untersuchung der Lungen ergibt am Beginne der Krankheit keinen pathologischen Befund bis auf die schlechte Verschieblichkeit des Zwerchfelles. Erst nach ein oder mehreren Tagen klärt sich das Bild dadurch auf, daß in diesen Fällen immer ein Exsudat auf einer oder auf beiden Seiten auftritt, und so dann der weitere Verlauf dem der gewöhnlichen exsudativen Pleuritis gleicht.

Die e x s u d a t i v e P l e u r i t i s ist die häufigere Form. Auch sie kann akut einsetzen, aus voller Gesundheit heraus, mit Schüttelfrost, stechendem Brustschmerz, mehr oder weniger starkem, wohl zumeist trockenem Husten ohne Auswurf, auch mit einem Herpes labialis, so daß anamnestisch und nach dem ersten Eindrucke die Diagnose einer Pneumonie wahrscheinlich erscheint. Doch die objektive Untersuchung ergibt eine Pleuri-

tis exsudativa mit allen ihren Symptomen. Der Thorax ist bei
der Betrachtung asymmetrisch, die befallene Brusthälfte ist in
ihrem Umfange größer, namentlich in den unteren Partien; die
Interkostalräume sind in der Regel verstrichen; bei der Atmung
bleibt diese Hälfte zurück und weitet sich kaum aus. Ist das
Exsudat auf der rechten Seite, so kann der nach links verlagerte
Herzspitzenstoß sichtbar die Verschiebung des Mediastinums
anzeigen.

Es ist also wichtig, die Thoraxform und ihre äußere Oberfläche bei ruhigem und tiefem Atmen genau zu beobachten, da
diese alte Untersuchungsmethode der I n s p e k t i o n lehrreichen
Aufschluß über die Tätigkeit der Lunge geben kann. Nun ist in
den letzten Jahren eine Verfeinerung dieser Inspektion in Form
der „E k t o s k o p i e" ausgearbeitet worden, deren Wesen darin
gelegen ist, daß sich durch das Beobachten der Thoraxwandungen mit freiem Auge bei kurz dauernden Exspirationen, wie
sie ein kurzer Hustenstoß oder die Aussprache des Wörtchens
„Kitt" gibt, und bei kurzen Inspirationen, wie sie das „Aufschnupfen" hervorruft, kleine und kleinste, aber meistens doch
immer deutliche Bewegungsphänomene feststellen lassen, welche
einen guten Rückschluß auf die Bewegungsfähigkeit und Lufthältigkeit der Lunge gestatten. Die Vorteile dieser Untersuchungsmethode bestehen darin, daß sie keiner Instrumente bedarf, daß sie jeder gut beobachtende Arzt erlernen kann und daß
ihre Resultate mit denen der Perkussion und Auskultation
teils übereinstimmen, wie z. B. bei den Lungengrenzbestimmungen,
so daß sie in diesem Belange eine erwünschte Kontrolle abgeben,
teils aber, wie bei manchen Fällen umschriebener pleuraler Verwachsungen, über sie hinausreichen, und so dann eine Bereicherung der bisherigen Untersuchungsergebnisse darstellen.
Zur Erlernung der Methodik ist es am besten, an gesunden, womöglich mageren Menschen sich die einsinkenden Interkostalräume beim „Schnupfakt" vorne, seitlich (bei zwanglos erhobenem Arm) und hinten anzusehen, und die untersten Punkte
dieser Vertiefungen durch eine Linie zu verbinden. Die Perkussion zeigt, daß diese Linie dem Zwerchfellstande entspricht.
Beim „Sprechphänomen", und zwar nur beim S p r e c h a n s a t z
wölben sich die Teile der Interkostalräume, welchen luftdurchgängige Lunge entspricht, vor, so daß auch auf diese Weise die
Lungengrenzen gegen Leber und Milz bestimmt werden können.
Es ist von großem Interesse und aneifernd, diese Untersuchungs-

methode nun bei krankhaften Veränderungen im Pleuraraume nachzuprüfen. Dabei ergibt sich die Tatsache, daß das pleuritische Exsudat die Interkostalvorwölbung der Lunge beim Sprechphänomen mitmacht, die aber unterhalb gelegene Leber und Milz nicht, so daß es tatsächlich gelingt, die obere Leber- und Milzgrenze auch bei Pleuraergüssen in der Regel anzugeben. Die Pleuraschwarte verhindert das Auftreten von Vorwölbungen, aber bei Schwarte und Exsudat kann mitunter die Lage des Exsudates in der ebenso noch sichtbaren, umschriebenen Vorwölbung im Interkostalraum erkannt werden. Auch bei Zu- oder Abnahme des pleuralen Ergusses wird sich deren Ausmaß meistens mittels des „Sprech-" und „Schnupfphänomens" erkennen lassen.

Bei der Perkussion, welche im Sitzen u n d im Liegen vorgenommen werden soll, kann man sich über die Größe der Exsudatmenge eine Vorstellung machen und die oberen Grenzen vorne, axillar und hinten feststellen, wobei oft das mäßige Absinken der oberen Begrenzungslinie von hinten oben nach vorne unten nachweisbar sein wird. Durch den Schallwechsel bei Umlagerung des Kranken auf die gesunde Seite wird perkutorisch meistens die f r e i bewegliche Flüssigkeit nachweisbar sein. Am oberen Rande grenzt sich das Exsudat meistens recht scharf von der darüber befindlichen Lunge perkutorisch ab. Sehr verschieden ist das perkutorische Verhalten der Lungenspitze auf der Seite der Pleuritis. Sie kann vollen, hellen Schall geben, dem bei sehr großem Exsudat und Kompression der Lunge, in welche auch die obersten Anteile einbezogen sein können, ein tympanitischer Beiklang beigegeben sein kann, oder sie ist gedämpft und ihre Dämpfung von dem oberen Exsudatrande durch eine Zone hellen, vollen tympanitischen Perkussionsklanges getrennt, wenn schon früher apikale Veränderungen als Zeichen überstandener tuberkulöser Spitzeninfiltrationen oder frische derartige Infiltrationen bestehen. Dies wird ganz davon abhängen, ob die exsudative Pleuritis früher oder später in der Entwicklung der tuberkulösen Erkrankung auftritt.

Neben dem Perkussionsbefunde kommt den V e r d r ä n g u n g s e r s c h e i n u n g e n an den Nachbarorganen die größte Bedeutung zu. Das ganze Mediastinum ist samt den in ihm gelegenen Organen nach der gesunden Seite zu verschoben.

So rückt bei r e c h t s s e i t i g e m E r g u s s e (Abbildung 2) das Herz weiter nach links: Der Spitzenstoß kommt außerhalb der

Medio-Klavikular-Linie zu liegen, aber er bleibt im V. Interkostalraume; die Herzbasis an der III. Rippe reicht ebenfalls weiter nach links. Ist das Exsudat sehr groß, so wird auch der obere Teil des Sternums gedämpft, ja es kann im I. und II. Interkostalraume links die Dämpfung von rechts her 1—2 Zentimeter über den linken Sternalrand nach links hinausreichen; damit kann auch die Trachea ein wenig nach links verlagert sein. Diese Verdrängung des gesamten Mediastinums ist auch hinten dadurch nachweisbar, daß neben der Wirbelsäule auf der ge-

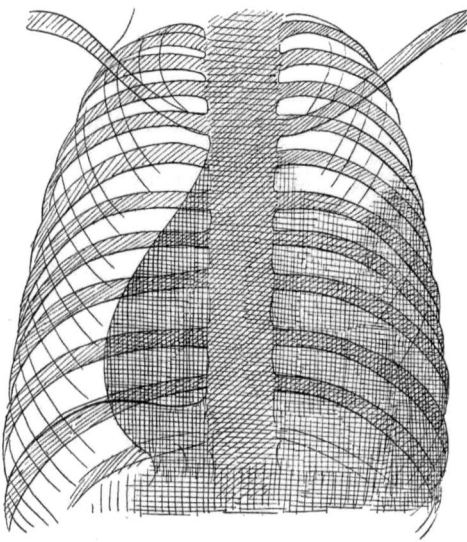

Abbildung 2. Thorax-Röntgenbild von hinten: Verdrängung des Herzens und des Mittelfellraumes nach links bei rechtseitiger Pleuritis exudativa.

sunden Seite eine Dämpfung von der Form eines rechtwinkeligen Dreieckes nachweisbar wird, dessen Katheten am Diaphragma und an der Wirbelsäule, dessen Hypothenuse gegen die freie linke Lunge gelagert sind. (Paravertrebrales Dreieck.) Von der rechten Zwerchfellhälfte, auf der der Druck des Exsudates lastet, wird auch die Leber nach abwärts gedrängt und deren unterer Rand ist, auch ohne daß sie vergrößert ist, unterhalb des Rippenbogens als tiefstehend palpabel.

Die Verdrängungserscheinungen des linksseitigen Exsudats (Abbildung 3) betreffen wieder in erster Linie das Mediastinum, das diesmal mit seinem Inhalte nach rechts verlagert ist; daher ist das Herz nach rechts gedrängt und da es nicht gedreht, sondern parallel zu seiner früheren Lage verschoben ist, erscheint rechts vom rechten Sternalrande derjenige Teil des Herzens als Dämpfung, welcher dem rechten Vorhofe und Ventrikel entspricht. An dieser Stelle kann, ebenso wie im epigastrischen Winkel, dadurch eine deutliche Pulsation sichtbar werden. Auch die Milz kann manchesmal bei tiefstehendem Zwerchfell palpabel werden.

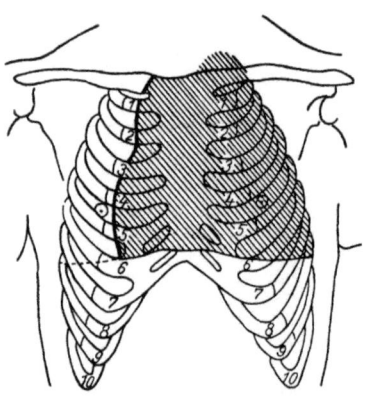

Abbildung 3. Perkussionsbefund vorne bei Totalerguß der linken Brustfellhöhle mit Mediastinalverdrängung

Die respiratorischen Exkursionen der Zwerchfellhälften, auf denen das Exsudat lastet, sind meistens gering. Die Schwingungsfähigkeit der Brustwandteile, denen das Exsudat anliegt, ist behindert und daher der Stimmfremitus immer abgeschwächt oder sogar aufgehoben. Auch die Auskultation unterstützt unsere Kenntnis über das Vorhandensein eines Flüssigkeitsergusses; das Atmungsgeräusch ist über der Dämpfung meistens abgeschwächt, leise, aber kaum je ganz aufgehoben; es ist in seinem Charakter häufig unbestimmt oder bronchial und nur leiser. Noch muß hier besonders hervorgehoben werden, daß mitunter die Abschwächung nur sehr gering sein oder überhaupt fehlen kann, so daß der Ungeübte vermeint, an dieser Stelle könne sich keine Flüssigkeit, sondern nur atmende Lunge befinden. Das Atmungsgeräusch der gegen oben und gegen den Hilus hin komprimierten Lunge ist als unbestimmtes oder bronchiales Atmen (Kompressionsatmen) ohne Nebengeräusche oft deutlich hörbar. Aus der Auskultation der ober dem Exsudate befindlichen Lunge wird man erkennen, ob und wie weit ein eventueller Infiltrationsprozeß frischer oder älterer Art vorhanden ist. Den Beweis für die durch Inspektion, Ektoskopie, Perkussion und Auskultation erkannte Flüssigkeitsansammlung im Pleuraraume erbringt erst die Probepunktion; sie ist auf keinen Fall zu unterlassen, weil sie Sicherheit über die Beschaffenheit des Exsudates gibt und damit nicht nur den physikalischen Teil der Diagnose bestätigt, sondern den ätiologischen klarlegt.

Die wichtige Frage ist immer: seröses, zellarmes oder zellreiches, eventuell eitriges Exsudat oder blutiges Punktat.

Für die Stelle der P r o b e p u n k t i o n gelten folgende Regeln: Es soll eine Stelle vollständiger Dämpfung, mit abgeschwächtem Stimmfremitus und abgeschwächtem Atmen gewählt werden, beim „Sprechphänomen" deutliche oder eben sichtbare Vorwölbung. Die Stelle wird meistens dem tieferen Teile des Exsudats entsprechen. Da es für die Technik der Probepunktion umso besser ist, je dünner die zu durchbohrende Hautmuskelschichte ist, wählt man rechterseits am besten die mittlere oder hintere Axillarlinie und sticht in dem erwählten Interkostalraume am oberen Rande der unteren Rippe ein, um die Arteria intercostalis, welche am unteren Rande der oberen Rippe verläuft, zu vermeiden; auch soll die Richtung der Nadel rein horizontal oder nach abwärts gerichtet sein. Die Einstichstelle soll auch nicht zu tief gegen das Zwerchfell gelegen sein, um nicht mit der Nadel in dieses zu kommen. Auf der linken Seite wählt man die hintere Axillarlinie, um nicht etwa das Herz zu verletzen. Die Länge der Nadel muß der Dicke der bedeckenden Schichten angepaßt sein; man muß bedenken, daß bei nicht mehr ganz frischer Pleuritis manchmal eine Pleuraschwiele die Dicke der zu durchbohrenden Schichte vergrößert; die Weite betrage 2—3 Millimeter, um auch dickflüssigere Exsudate aufziehen zu können. Die Spritze soll 5—10 Kubikzentimeter fassen, um genügend Material für eine eventuelle Laboratoriumsuntersuchung zu geben.

Bei der exsudativen Pleuritis tuberculosa ist das Punktat in der Regel serös, gelb-grünlich und klar oder durch Zellbeimengungen nur wenig getrübt.

Der sichere Nachweis der Flüssigkeit in der Pleurahöhle ist noch kein Grund, das seröse Exsudat sofort zu entleeren, denn der Verlauf vieler Fälle lehrt, daß die Resorption von selbst vor sich gehen kann. Es kommt vor, daß nach der Probepunktion eine Resorption einsetzt und daß sich in mehreren

Tagen das Exsudat rückbildet; in einem solchen Falle hat die Probepunktion neben der diagnostischen auch eine therapeutische Bedeutung. In den meisten Fällen bleibt aber die Exsudatmenge unbeeinflußt, das Fieber und die erhöhte Atemfrequenz halten an. Aber auch wenn gar nichts gemacht wird und der Kranke nur Bettruhe einhält, pflegt nach einigen Wochen das Fieber allmählich zu sinken, und zwar so, daß zuerst früh und vormittags die Temperatur zur Norm abfällt, aber mittags und nachmittags wieder ansteigt; das Exsudat vermindert sich langsam und dann läßt sich die Ausbildung einer Schwarte mit Anwachsung der Lunge nachweisen.

Es ist die Frage, ob wir diesen Verlauf durch unsere Behandlung abkürzen und die Verwachsungen der Pleurablätter verhindern oder beschränken können. Das naheliegendste wäre, das Exsudat gleich a n f a n g s in seiner Gänze abzulassen; das hat sich jedoch nach vielfacher Erfahrung nicht bewährt, weil sich um diese Zeit das Exsudat sofort wieder einstellt, das Fieber auch nicht vermindert wird und sogar die Möglichkeit besteht, daß ein pulmonaler, randständiger, kleiner Tuberkuloseherd, welcher die Exsudation veranlaßt hat, von seiner Kompression durch das Exsudat befreit, sich ausbreitet und vergrößert. Wir nehmen wohl mit Recht an, daß ein Exsudat auf die tuberkulös infiltrierte Lunge im gleichen Sinne wirkt wie ein künstlicher Pneumothorax. Wir nehmen daher eine vollständige oder nahezu vollständige Entleerung des Exsudates durch Punktion nur in zwei Fällen vor,

1. als Indicatio vitalis auch bei noch kurzer Krankheitsdauer, wenn das Exsudat in raschem Anstieg eine Pleurahöhle ganz erfüllt, so daß hochgradige Dyspnoe, Zyanose und Tachykardie eintritt, und

2. wenn nach sechswöchigem Bestehen des Exsudats keinerlei Anzeichen einer Resorption vorhanden sind. Es empfiehlt sich, diese Zeit einzuhalten, einerseits weil erfahrungsgemäß innerhalb mehrerer Wochen immer noch spontan die Aufsaugung beginnen und bis zum vollständigen Verschwinden des Exsudates führen kann, und anderersetis weil nach dieser Zeit bei zu langsamer Resorption oft mit ausgedehntesten Verwachsungen der Pleurablätter und damit mit schwerer Beeinträchtigung der Atmung und der Herzarbeit zu rechnen ist.

Mit der Punktion soll möglichst viel des Exsudates entleert werden, weswegen bei der Wahl des P u n k t i o n s o r t e s auf diese

Absicht geachtet werden muß. Wenn der Patient in sitzender Stellung punktiert wird, geht man daher mit einem mittelstarken Troikart möglichst knapp oberhalb des Zwerchfells an jener Stelle ein, an welcher früher die Probepunktion ausgeführt worden ist. Am besten ist es, einen Troikart mit einem seitlichen Abflußrohr und mit einem Hahn zu nehmen, um ihn in Verbindung mit einem Potainschen oder Dieulafoy'schen Apparat

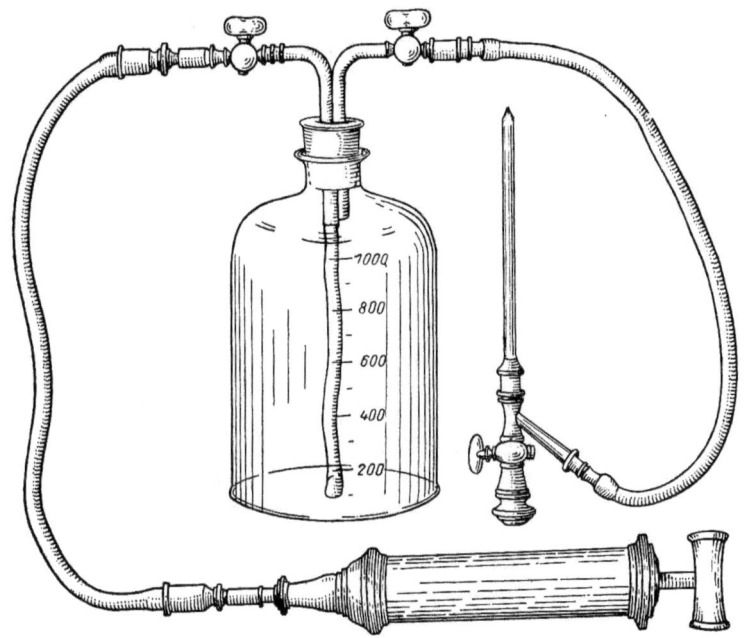

Abbildung 4. Potainsche Flasche.

(Abbildung 4) zu benützen, weil hier die Saugwirkung ausgenützt und die Punktion durch zeitweise Unterbrechung langsam, individuell angepaßt, vorgenommen werden kann; denn es empfiehlt sich nicht, zu rasch zu entleeren, weil diese rasche Änderung der Druckverhältnisse im Thorax nicht so selten mit Tachykardie, Hustenreiz und Beklemmungsgefühl des in der Regel ja doch etwas erregten Kranken beantwortet wird. Auch zerebrale Anämie mit Schwindel- und Ohnmachtsgefühl kann eintreten, wozu allerdings die sitzende aufrechte Stellung des

Patienten viel beitragen kann. Es ist daher besser, dem Kranken eine liegende Stellung mit etwas tiefer gelagertem Kopfe zu geben. Der Patient wird in diesem Falle auf die Seite des Exsudates so auf zwei parallel nebeneinander, aber zirka ½ Meter voneinander entfernt stehenden Betten quer gelagert, daß Kopf und Schulter auf das eine Bett, das Becken und die Beine auf das andere zu liegen kommen. Nun ist die laterale Thoraxpartie der tiefst gelegene Punkt, an welchem der Arzt von unten her auf dem Boden sitzend oder knieend den Brusttroikart einsticht. Der Druck in der Brusthöhle ist bei einem entzündlichen Ergusse verschieden, doch meistens mehr oder weniger erhöht. Bei starkem Überdrucke fließt daher auch bei der Punktion im Sitzen längere Zeit die Flüssigkeit im Strahl aus dem Troikart, bis bei Druckausgleich die Anwendung einer Saugung durch eine Spritze oder besser eben durch den Potainschen Apparat notwendig ist; aber auch in diesem Falle bleibt immer noch ein Exsudatrest zurück. Ein nicht geringer Vorteil der Punktion in Seitenlage beruht nun darauf, daß ohne Saugwirkung die Flüssigkeit der Pleurahöhle bis auf den letzten Rest abfließen kann, zumal wenn man den kleinen Kunstgriff benützt, den Troikart gegen Ende der Punktion in kleinen Abständen so herauszuziehen, daß seine Öffnung immer noch in die sich vermindernde Exsudatmenge eintaucht. So ist es möglich, in vielen Fällen das Exsudat vollständig zu entleeren. Gegen das Ende der Entleerung tritt durch den Troikart Luft in die Pleurahöhle ein, oft unter lautem, schlürfendem Geräusche, und es wird so ein Teil der Flüssigkeit, soweit nicht die Lunge sofort nachrückt, durch die Luft ersetzt und ein Pneumothorax geschaffen. Alle Einwände, welche gegen diese Punktionsmethode theoretisch gemacht worden sind, hat schon A. Schmidt widerlegt, von dem diese Technik stammt, vor allem die Gefahr einer Infektion der Pleurahöhle durch Keime aus der Luft. Die Erfahrung hat gezeigt, daß diese Gefahr nicht besteht, daß sich kein Pyopneumothorax bildet, wenn sonst bei der Punktion aseptisch gearbeitet wird; auch bietet die gewöhnliche Luft der Resorption keine größere Schwierigkeit als Sauerstoff oder Stickstoff, wie er sonst für den künstlichen Pneumothorax verwendet wird.

Bei beiden Punktionsmethoden kann es Zufälle geben, welche die angestrebte vollständige Entleerung des Exsudates verhindern. Es kann während des Ablassens der Flüssigkeit durch

Berührung des Troikarts mit der Pleura pulmonalis zu Hustenreiz und Hustenanfällen kommen, die so stark und nicht unterdrückbar werden können, daß die Punktion vorzeitig abgebrochen werden muß; ebenso kann die Herzarbeit infolge der außerordentlichen Zunahme der Schlagfolge ungenügend werden, so daß aus diesem Grund von der weiteren Entlastung der Pleurahöhle abgesehen werden muß; die zerebrale Anämie mit ihren Folgen von Schwindel und Ohnmacht kann bei dem sitzenden Kranken in der Regel durch Tieferlagern des Kopfes behoben werden.

Den schwersten Zwischenfall stellt das Auftreten einer reichlichen, sehr eiweißhältigen Exsudation in die Lunge hinein dar, welche unter Husten entleert wird; sie ist unter dem Namen der „albuminösen Expektoration" bekannt, in ihrer Entstehungsweise noch unklar und infolge der begleitenden Herzschwäche gefährlich. Bisher wurde sie meistens dort beobachtet, wo große Exsudatmengen r a s c h entleert worden waren; sofortige Unterbrechung der Punktion und Anwendung von Herztonicis ist notwendig.

In den meisten Fällen geht wohl die Entleerung des Exsudates glatt vonstatten, es gelingt, das Exsudat vollständig oder zum größten Teile zu entleeren, und bei der Wahl des richtigen Zeitpunktes kommt eine Neufüllung nicht mehr zustande, so daß man mit nur einer Punktion auskommt. Der günstigste Zeitpunkt für die Punktion ist mehrere Wochen nach Beginn, wenn das Fieber bereits vorüber oder wenigstens schon beträchtlich abgesunken ist.

In früherer Zeit, da die Annahme einer „rheumatischen" Pleuritis noch allgemeine Anerkennung hatte, versuchte man mit Schwitzprozeduren oder antirheumatischen Mitteln die Exsudation zu vermindern; namentlich die Salizylpräparate wurden vielfach auch in größerer Dosis verwendet. Ein nennenswerter Erfolg ist damit nicht zu erzielen; im Gegenteile, die meisten Kranken fühlen sich durch die starken Schweiße geschwächt, der Appetit leidet und das Exsudat vermindert sich doch nicht. Ebenso ohne Wirkung ist das Bestreben, durch Diuretica eine Harnvermehrung und damit eine Verminderung der Exsudatmenge zu erzielen; erstens gelingt es meistens gar nicht, die Harnquantität zu steigern, und zweitens hat selbst eine geringe Zunahme der Harnausscheidung keinen Einfluß auf das Exsudat. Jetzt, da es erwiesen ist, daß fast jede „primäre" exsudative Pleuritis tuberkulösen Ursprunges ist, wird uns das Versagen dieser „antirheumatischen" und „diuretischen" Therapie verständlich. Dagegen lassen sich durch äußere Einflüsse auf die Haut gute Wirkungen erzielen; diese beruhen auf dem Einflusse einerseits auf die Hautgefäße, andererseits auf die Hautnerven, durch die reflektorisch auch im Inneren des Körpers Änderungen in der Blutverteilung hervorgerufen werden können. Es sind in erster Linie Reizmittel für die Haut. So kann die Hyperämie, welche durch ein Senfpapier, durch eine alkoholische Einreibung, durch einen aufgelegten Krenteig, durch ein Blasenpflaster, durch einen trockenen Schröpfkopf oder durch Pinselung mit Jodtinktur lokal hervorgerufen wird, ein ausgezeichnetes Mittel zur Schmerzlinderung sein; es ist auch anerkannt, daß mit der Hauthyperämie eine Hyperämie der diesem Hautsegment entsprechenden inneren Organe einhergeht, so daß die Möglichkeit der besseren Resorption eines entzündlichen Ergusses besteht. Neben dem chemischen Reize kommt auch die physikalische Wirkung der Wärme in Betracht. Mit dem einfachen Brust- oder Stammwickel können wir je nach der verwendeten Wassertemperatur und der Dauer der Anwendung bald eine Wärmeentziehung, bald eine Wärmestauung erzielen; die Wärmeentziehung benützen wir zur Verminderung des Fiebers. Ein Wickel mit Wasser von Zimmertemperatur (ungefähr 18^0 C = 14—15^0 R) halbstündlich angelegt, kann das Fieber in seinen subjektiven und objektiven Symptomen deutlich herabdrücken. Der 2—3 Stunden liegenbleibende „Dunstumschlag" fördert andererseits nach unserer Meinung die Resorption des Exsudates. Es ist sehr wahrscheinlich, daß bei der Hyperämisierung der Haut neben der Gefäßwirkung auch noch Zellwirkungen einhergehen, welche — allgemein gesprochen — in der Absonderung von Zellprodukten in den Säftekreislauf des Körpers bestehen, mittelst deren Gegenwirkungen gegen bakterielle Abscheidungen zustande kommen. So werden die guten, resorptionsbefördernden Einflüsse der Schmierseifeneinreibungen von Brust und Rücken bei Pleuritis, des Abdomens bei Peritonitis, ferner der Sonnenbestrahlung bei Sonnenbädern oder der künstlichen Höhensonnen-Bestrahlungen gedeutet. Bei diesen Anwendungen der Lichtstrahlen handelt es sich nicht um die Einwirkung nur auf die Haut des erkrankten Körperteiles, sondern um die Einwirkung auf die Haut des ganzen Körpers, wie bei natürlichen

Sonnenbädern. Es muß darauf aufmerksam gemacht werden, daß ein solches Lichtbad eine gewaltige Wirkung, auch im nachteiligen Sinne, haben kann, so daß auch diese Therapie individuell angepaßt nur unter ärztlicher Kontrolle vorgenommen werden soll. Bei längere Zeit andauerndem, mitunter hohem Fieber bei exsudativer Pleuritis läßt sich mit dieser Lichttherapie eine allmähliche Senkung der Temperatur bis zur Entfieberung erzielen. Das Fieber, am Anfange meistens hoch, bleibt bei typischem Verlaufe oft zwei bis drei Wochen bestehen, um mit dem Rückgange des Exsudates langsam abzusinken, wobei die Senkungen in den Morgenstunden immer ausgiebiger und andauernder werden, aber dann nachmittags und abends kommt es wieder zum Fieberanstiege, ein Fiebertypus, wie er uns ja bei der Tuberkulose auch sonst gut bekannt ist. Es ist fast niemals notwendig, das Fieber medikamentös zu bekämpfen; nur bei sehr starken subjektiven Beschwerden, namentlich begleitendem Kopfschmerz, kann mit etwa 0.3 Pyramidon der Kopfschmerz beseitigt und gleichzeitig die hohe Temperatur herabgedrückt werden. Selbstverständlich haben diese künstlichen Fieberverminderungen keinerlei Einfluß auf den Gesamtverlauf.

Dagegen besitzen wir ein ätiologisch wirksames Mittel für diese Fälle: das T u b e r k u l i n. Die Tuberkulinlösungen in den verschiedenen Verdünnungen erhält man, lange Zeit haltbar, in zugeschmolzenen Glasampullen; die Dosierungen sind immer auf 1 Kubikzentimeter Flüssigkeit berechnet. Die Lösungen sind meistens in zehnfacher Verdünnung absteigend zu bekommen, also 0.1, 0.01, 0.001, 0.0001, 0.00001 und 0.000001 Kubikzentimeter Tuberkulin in 1 Kubikzentimeter Wasser oder physiologischer Kochsalzlösung. Es sind mithin die nachfolgenden Dosen immer zehnmal schwächer, wenn man von einer höheren, oder zehnmal stärker, wenn man von einer niedrigeren Dosis ausgeht. Da aber diese Unterschiede für die Behandlung beim Menschen zu groß sind, so muß man sich dadurch helfen, daß man die Zehntelteilung einer Pravazschen Spritze benützt, weil ja dann ein solcher Zehntelteilstrich der nächst höher konzentrierten Lösung einer ganzen Spritze der niederenen Lösung entspricht. So kann man, ganz individuell angepaßt, jede Art der Injektionstherapie mit kleinerer oder größerer Steigerung der Konzentration des Tuberkulins in langsamerem oder schnellerem Tempo durchführen. Es ist auch unschwer möglich, sich die einzelnen

Lösungen aus dem konzentrierten Tuberkulin in immer zehnfacher Verdünnung selbst anzufertigen. Da diese Lösungen aber nur begrenzt haltbar sind, ist das Herstellen dieser Verdünnungen nur jenen Ärzten zu raten, welche an Spitälern, Ambulatorien oder Fürsorgestellen mit großem Tuberkulosematerial arbeiten. Die Anwendung des Tuberkulins in Salbenform kommt wegen der allzu langsamen Wirkungsweise, welche sich meistens über Monate erstreckt, für die akute Pleuritis nicht in Betracht; diese Methode hat ihr Anwendungsgebiet vor allem in der Kinderpraxis bei der Bronchialdrüsentuberkulose und bei der Tuberkulose-Prophylaxe. Ich möchte mich darauf beschränken, die einfachste Tuberkulintherapie in diesen Fällen, und zwar nur soweit die praktische Durchführung in Betracht kommt, zu beschreiben. Zuerst wird auf der Haut des Unterarmes mit konzentriertem Alttuberkulin die Pirquetsche Probe ausgeführt. Je nach der Größe der sich nach 24 Stunden bildenden Quaddel (Infiltrat) und ihrem sie umgebenden roten Hofe wird nun die erste Injektionsdosis gewählt; die Injektion erfolgt i n t r a k u t a n, d. h. die Haut wird gespannt und nun eine dünne Injektionsnadel flach, mit drehender Bewegung so i n die Lederhaut eingestochen, daß die Nadelspitze kaum beweglich nicht in das Unterhautzellgewebe eingedrungen ist, und bei langsamster Entleerung der Spritze schon beim ersten Tropfen eine deutliche Quaddel entsteht. Ich ziehe auch für die Therapie die intrakutane Anwendung des Tuberkulins vor, weil die auftretende Lokalreaktion immer ein gutes Urteil über die Tuberkulinempfindlichkeit, sowie deren Abnahme oder Zunahme, die zeitlich wechseln kann, in dem Individuum gestattet. Auch ist der Wirkungs-Parallelismus in der Haut und im Innern des Körpers allgemein anerkannt. Dazu kommt noch als großer Vorteil, daß das i n der Haut angelegte Tuberkulindepot langsamer, vielleicht auch veränderter in das Körperinnere gelangt, als das s u b k u t a n angelegte, bei welchem eher starke, daher oft schädigende Herdreaktionen an dem Sitze der tuberkulösen Organveränderungen auftreten.

Bei der Tuberkulintherapie kann es kein Schema geben, und Erfolge können nur bei individuell angepaßten Vorgehen erreicht werden. Je intensiver die Pirquetsche Reaktion, umso geringer die Anfangsdosis, die sich meistens in Millionstel- oder Dezimillionstel-Kubikzentimetern der konzentrierten Alttuberkulinlösung bewegt. Nach der Injektion ist auf das mögliche Auftreten einer Allgemeinreaktion zu achten; wir legen großen Wert darauf, eine Allgemeinreaktion zu vermeiden; auch ist immer noch eine Herdreaktion, besonders in dem erkrankten Organe, mithin hier in der Lunge zu suchen; wenn eine solche Herdreaktion so stark wird, daß wir sie klinisch nachweisen können, dann ist eine solche Reaktion meistens schon zu stark gewesen. Ein vollständig genügendes Urteil über die Wirkungsweise gibt uns die Kontrolle der „Lokal "reaktion am Orte der Applikation. Aus ihr ist auch der Zeitpunkt der nächsten Injektion zu ersehen, welche erst dann vorgenommen werden soll, wenn die Reaktion der vorhergehenden Injektion vollständig abgeklungen ist, was meistens mehrere Tage, oft auch bis zu 2—3 Wochen betragen kann. Immer zu beachten ist das gesamte klinische Bild mit Fieber, Puls, Atmung, Zunge und Körpergewicht. Nur mit diesen Kontrollen ist eine solche Tuberkulin-Kur individuell durchzuführen; dann können aber auch Erfolge erreicht werden, so gut und andauernd, wie kaum mit einer anderen Behandlung.

Das Ziel, welches bei der Behandlung eines Menschen mit Pleuritis anzustreben ist, ist ein doppeltes: erstens die Ausheilung des lokalen Prozesses mit gutem funktionellen Resultate und zweitens die Beeinflussung der Grundkrankheit (in diesem Falle der Tuberkulose) mindestens so weit, daß eine weitere Ausbreitung verhindert wird. Was den ersten Punkt betrifft, so kommt nach all den bereits geschilderten Maßnahmen der Nachbehandlung die größte Bedeutung zu. Fast jede Pleuritis führt zu mehr oder minder ausgedehnten Verwachsungen. Schon während der Krankheit war die befallene Brustseite ruhig gestellt. Bleibt sie dies auch weiterhin, so geht die Ausdehnngsfähigkeit für ein normales Inspirium verloren, die Muskulatur atrophiert, die nicht ausgedehnte Lunge verwächst mit ihren Pleurablättern in fester Weise, und die Atmungsbeweglichkeit der Lunge im Bereiche der Verwachsungen ist dahin. Um diesen Folgezustand, der in seinen äußeren Formen in der geschrumpften, kaum atmenden Thoraxhälfte mit gesenkter Schulter und skoliotischer Wirbelsäule besteht, möglichst zu verhüten, sind Atemübungen das einzige wirksame Mittel.

Von der Auffassung ausgehend, daß das Inspirium damit beginnt, daß das Zwerchfell abwärts steigt und der Brustkorb zuerst muskulär erweitert wird und in dieser erweiterten Thoaxhöhle bei vermindertem Druck nun die Lunge notgedrungen

folgt und Luft von außen einströmt, kommen für die A t e m-
ü b u n g e n alle jene aktiven und passiven Muskelübungen des
Schultergürtels, des Brustkorbes und des Bauches samt Zwerch-
fell in Betracht, welche in erster Linie die erkrankt gewesene
Brusthälfte planmäßig erweitern und verengen. Mit diesen
Übungen kann aber erst dann begonnen werden, wenn der akute
Prozeß vorüber ist, und probeweise Übungen gezeigt haben, daß
darnach keine nennenswerte Temperatursteigerung, keine starken
Schmerzen und keine abermaligen lokalen Entzündungszeichen
eintreten. Durch Wochen mit Sorgfalt fortgesetzt können solche
Atemübungen vollständig normal atmende und gut verschieb-
liche Lungen erreichen.

Was den zweiten Punkt, die Beeinflussung der Grundkrankheit betrifft, so deckt sich hier das Vorgehen mit allen
jenen Maßnahmen, welche wir für nötig halten, wenn sonst
irgendwo im Körper eine Äußerung der Tuberkulose sich gezeigt hat. Es wird ja allmählich jene durch die Forschung der
letzten zwei Dezennien begründete Ansicht Gemeingut der
Ärzte, daß es nicht isolierte tuberkulöse Organerkrankungen
gibt, sondern daß der Mensch, in früher Jugend an Tuberkulose
erkrankt, nun Äußerungen dieser Tuberkulose in verschiedenen
Organbezirken fallweise darbieten kann. Nicht diese allein, sondern der tuberkulöse Mensch in seiner Ganzheit ist Gegenstand
ärztlicher Behandlung.

2. Sekundäre Pleuritis.

Neben der „primären" Pleuritis gibt es nun eine Reihe „se-
kundärer" Pleuritiden, d. h. Exsudate im Rippenfellraum,
welche wir als Symptom anderer Grundkrankheiten kennen.
Wie bereits bei der Pneumonie besprochen, ist genau genommen jede kruppöse Pneumonie eine P l e u r o pneumonie, da, zumal über dem Lungenherde, die Pleura mitergriffen ist, wobei
es allerdings nicht immer zu einem größeren Ergusse kommen
muß. Auch in diesem Falle ist die Probepunktion notwendig,
um vor allem das Empyem zu erkennen. Aber es kommen bei
der Pneumonie auch sekundäre Pleuritiden vor, welche zellarm
sind und eine gute Neigung zur Resorption haben; doch wird
in zahlreichen Fällen die weitere Beobachtung ergeben, daß
das Exsudat keinerlei Neigung zur Resorption hat und daß der
gesamte klinische Verlauf für eine andauernde Entzündung in

der Pleura spricht. In einem solchen Falle ist eine zweite Probepunktion nötig, weil ein anfangs zellarmes Exsudat im Verlaufe doch noch zellreich werden und so zum Spät-Empyem führen kann. Daß in diesem Falle die chirurgische Entleerung mit Rippenresektion angezeigt ist, wurde gleichfalls schon dargelegt; aber auch das zellarme Exsudat ist bei längerem Bestehen ausgiebig zu entleeren, und zwar frühzeitiger als bei der tuberkulösen Pleuritis, also schon nach 2—3 wöchiger Dauer. Der Unterschied im Vorgehen ist darin begründet, daß der zugrundeliegende pneumonische, zumeist bronchopneumonische Herd ein akuter Krankheitsprozeß ist, welcher erfahrungsgemäß durch Ablassen des pleuritischen Exsudats auch günstig beeinflußt wird. Die Punktion mit dem Potainschen Apparat ist hierbei die empfehlenwerteste Technik.

Am zweithäufigsten wird der Lungeninfarkt von einer Pleuritis größeren oder geringeren Grades begleitet; solche Infarkte täuschen anfangs oft Pneumonieherde vor, namentlich wenn sich der Ausgangspunkt des Infarkts klinisch nicht wesentlich bemerkbar macht. Bei einem Herzfehler mit Thromben im rechten Herzohr, Vorhof oder Ventrikel, bei Endocarditis an der Valvula tricuspidalis, bei Venenentzündungen, bei Krampfadern, bei Operationen im Bereiche der Beckenvenen wird man immer an die Möglichkeit von Lungeninfarkten denken, aber öfter verlaufen Thrombosierungen in den Beinvenen fast symptomlos und erst der pulmonale Infarkt fordert zum Nachsuchen auf; solange der Infarkt ein „blander" bleibt, d. h. er enthält keinerlei oder keine virulenten Bakterien, geht mit seiner Rückbildung auch die Exsudation im Pleuraraume zurück, wenn aber der Infarkt durch Infektion „pneumonisiert" wird, es also zur bakteriellen Entzündung kommt, dann schließt sich oft ein zellreiches Exsudat an, welches allmählich Empyem-Charakter annimmt.

Noch eine Form der sekundären Pleuritis ist zu erwähnen, welche in den letzten Jahren durch die Zunahme der Grundkrankheit an Bedeutung gewonnen hat: Das Exsudat beim Bronchus-Karzinome. Solange das Bronchus-Karzinom, mag es nun von der Schleimhaut eines Hauptbronchus nahe dem Lungenhilus ausgehen oder mag es sich aus einem kleinen peripheren Bronchusästchen entwickeln, noch keine hochgradige Bronchostenose setzt, ist für die Entstehung eines Pleuraexsudates kein Grund vorhanden; sowie aber früher oder später der Bronchus durch die Krebsmasse verlegt wird, staut sich hinter der Stenose das Sekret in dem zu diesem Bronchus gehörigen Lungengebiete und bei der ständigen Anwesenheit von Mikroorganismen in der Atmungsluft kommt es in dem abgesperrten Gebiete zu einer Entzündung, die meistens rasch die Pleura mitbeteiligt. Ein langsam sich ausbildender Lungenentzündungsherd, dem sich ein pleuritisches Exsudat zugesellt, bei einem Menschen im karzinomfähigen Alter muß dazu auffordern, an das primäre Bronchus-Karzinom zu denken und nach all den anderen Symptomen dieser Krankheit, wie Drüsenschwellungen, Mediastinalveränderungen, Larynx-Rekurrenslähmung, kleinen Hämoptoen, Knochenmetastasen und Bronchusstenosenzeichen zu suchen. Ebenso kann es zu Pleuraexsudaten kommen, wenn nicht primär, sondern sekundär in den Lungen Karzinommetastasen auftreten oder direkt in der Pleura solche Metastasen sich ausbilden. Der häufigste dieser Fälle ist das operierte oder auch nicht operierte Mamma-Karzinom. Viele Jahre, selbst 14 Jahre, nach einer totalen Mammaexstirpation mit Ausräumung der Achselhöhle habe ich karzinomatöse Pleuritis gesehen. Die Probepunktion ergibt oft ein hämorrhagisches Punktat; da sich ein solches bei der Tuberkulose verhältnismäßig selten vorfindet, läßt sich sein Vorkommen meistens differentialdiagnostisch verwerten. Auch der mikroskopische Zellbefund mit den zahlreichen einkernigen, kleinen Leukozyten im Verein mit großen, vielfach verfetteten vakuolisierten, in Verbänden befindlichen Endothelzellen der Pleura spricht bei Berücksichtigung des gesamten klinischen Bildes häufig für das Neugebilde. Freilich ist die Feststellung, ob primär oder sekundär, selbst bei Heranziehung aller Hilfsmittel nicht immer zu machen.

Auf eine Form der Pleuritis, welche leicht übersehen werden kann, sei noch die Aufmerksamkeit gelenkt. Es gibt Kranke mit Herzfehlern im Stadium der Inkompensation, bei welchen neben anderen Stauungen auch beidseitiger Hydrothorax besteht. Nun bilden sich die Stauungen zurück, aber der linke Hydrothorax bleibt bestehen und kleine Temperatursteigerungen wollen nicht weichen. Die Probepunktion ergibt eine Flüssigkeit, die sich als Exsudat und nicht als Transsudat erweist. Diese Unterscheidung wird durch die sehr einfache Probe von Rivalta ermöglicht; sie beruht auf dem stärkeren Eiweißgehalte des Exsudates gegenüber dem Transsudate. Die Ausführung der Probe besteht darin, daß zirka 100 Kubikzentimeter Wasser mit einem Tropfen konzentrierter Essigsäure angesäuert werden;

läßt man nun in diese Lösung 1—2 Tropfen der Punktionsflüssigkeit eintropfen, so entsteht beim Exsudate eine deutliche wolkige Trübung, während beim fast eiweißfreien Transsudate kaum eine Andeutung einer Niederschlagswolke entsteht. In den eben erwähnten Fällen läßt sich so nachweisen, daß der Krankheitsprozeß in der einen Pleurahöhle einem Exsudate, sei es nach einem Infarkte, sei es auf tuberkulöser Grundlage entspricht. Ebenso kann das Auftreten eines linksseitigen Pleuraergusses bei einem Herzkranken, bei dem sonst keinerlei Inkompensationserscheinungen bestehen, auf diese Weise frühzeitig als Komplikation erkannt und die Verwechslung mit einem einseitigen Hydrothorax vermieden werden. Es ist ja auch in diesem Zusammenhang zu erinnern, daß der Hydrothorax meistens r e c h t s s e i t i g früher und stärker auftritt.

Von seltenen Ursachen eines pleuralen Ergusses seien auch noch die gutartigen Tumoren des hinteren Mittelfellraumes, die Ganglioneurome und die Neurofibrome des Nervus sympathicus erwähnt.

Die Therapie dieser sekundären Pleuritiden wird sich nach der Grunderkrankung richten, in den Fällen der Neugebilde nur eine chirurgische oder symptomatische sein können.

Sachverzeichnis.

(C siehe auch K und Z)

Albuminöse Expektoration 37
Aderlaß 23
Alkohol 22
Aspirationspneumonie 13
Atemnot 5
Atemübungen 42
Auswurf 2

Blutbewegung 17
Bronchialatmen 4
Bronchuskarzinom 43

Chinin 20
Chloridprobe 6

Digitalis 16
Diaphragmatische Pleuritis 28
Diplobazillus 2
Diplococcus 1
Dunstumschlag 38
Durchfall 2

Ektoskopie 29
Empyemdurchbruch 10
Empyem interlobär 8
Empyema pleura 7
Erkältung 24
Exsudatentleerung 34
Exsudatmenge 30

Fieber 18

Ganglioneurome 45
Gangraen 12

Herdreaktion 41
Herpes labialis 2, 28
Herz 5
Herzspitzenstoß 9
Höhensonne 38

Inhalation 21
Influenza 15

Kampfer 19
Knisterrasseln 14
Koffein 17
Krise 1
Kupfersulfat 21

Lösung kritisch 6
— lytisch 7
Lungenabszeß 12
Lungenentzündung 1
Lungeninfarct 2, 27, 43

Mamma-Carcinom 44
Mediastinum-Verschiebung 3, 8, 30
Meningitis 11
Mittellappen 2
Morphin 22
Myomalacie 5

Nachbehandlung 41
Neosalvarsan 12

Operation bei Abszeß 12
— bei Empyem 10

Paravertebrales Dreieck 31
Pericarditis 11
Peritonitis 11
Pirquetsche Probe 40
Pleurapunktion 34
Pleuritis, primäre 26
—, sekundäre 42
Pneumococcen 16
Pneumonia caseosa 13
Pneumonie 1
—, gekreuzt 4

Pneumonie, kruppöse 1
—, lobuläre 13
Pneumotyphus 5
Potainscher Apparat 35
Probepunktion 9, 33
Prophylaxe der Pneumonie 23
Pseudokrise 7
Pulsverlangsamung 5
Punktionszwischenfälle 36
Pyopneumothorax 12
Pyramidon 39

Rauchfußsches Dreieck 3
Reiben pleural 3, 27
Rippenfellentzündung 26
Rivaltaprobe 44

Sauerstoff 18
Schmerzlinderung 38
Sedimentum later. 7
Solvochin 20
Spätempyem 43
Stammumschlag 18
Stuhlentleerung 22

Therapie der Pneumonie 15
Transpulmin 20
Tuberkulin 39
Tuberkulose 13, 26

Untere Exsudatgrenze 30
Urämie 6

Zyanose 5

Verlag von Julius Springer, Berlin und Wien.

Lehrbuch der Lungenkrankheiten. Von Dr. R. **Geigel,** Professor an der Universität Würzburg. (Verlag von J. F. Bergmann, München.) VI, 335 Seiten. 1922.
RM 10.—; gebunden RM 12.—

Atmungs-Pathologie und -Therapie. Von Dr. **Ludwig Hofbauer,** erste Medizinische Universitätsklinik in Wien (Vorstand Prof. K. F. Wenckebach). Mit 144 Textabbildungen. XII, 336 Seiten. 1921. RM 12.—

Die Krankheiten der oberen Luftwege. Aus der Praxis für die Praxis. Von Professor Dr. **Moritz Schmidt.** Vierte, umgearbeitete Auflage von Professor Dr. Edmund **Meyer** in Berlin. Mit 180 Textfiguren, 1 Heliogravüre und 5 Tafeln in Farbendruck. XVI, 766 Seiten. 1909. Gebunden RM 22.—

Erkältungskrankheiten und Kälteschäden, ihre Verhütung und Heilung. Von Professor Dr. **Georg Sticker** in Münster i. W. (Aus: „Enzyklopädie der klinischen Medizin", Spezieller Teil.) Mit 10 Textabbildungen. X, 446 Seiten. 1915. RM 12.60

Die Bronchiektasien im Kindesalter. Von Dr. **O. Wiese,** Chefarzt der Kaiser Wilhelm-Kinderheilstätte bei Landeshut i. Schl. (Bildet Band II der Sammlung „Die Tuberkulose und ihre Grenzgebiete in Einzeldarstellungen".) Mit 86 Abbildungen. IV, 116 Seiten. 1927. RM 12.90, gebunden RM 15.—

Über die Entwicklung der Lungentuberkulose. Von Geh. Medizinalrat Professor Dr. **Ernst v. Romberg,** Direktor der I. Medizinischen Klinik der Universität München. Zweite Auflage. Mit 12 Abbildungen. 28 Seiten. 1928. RM 1.80

Das Tuberkulose-Problem. Von Privatdozent Dr. med. et phil. **Hermann v. Hayek,** Innsbruck. Dritte und vierte, neubearbeitete Auflage. Mit 48 Abbildungen. X, 392 Seiten. 1923.
RM 12.—; gebunden RM 14.50

Praktisches Lehrbuch der Tuberkulose. Von Professor Dr **G. Deycke,** Hauptarzt der Inneren Abteilung und Direktor des Allgemeinen Krankenhauses in Lübeck. Zweite Auflage. Mit 2 Textabbildungen. VI, 301 Seiten. 1922.
Gebunden RM 7.—

Bildet Band 5 der „Fachbücher für Ärzte", herausgegeben von der Schriftleitung der „Klinischen Wochenschrift". — Die Bezieher der „Klinischen Wochenschrift" erhalten die „Fachbücher" mit einem Nachlaß von 10%.

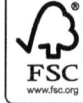

MIX
Papier aus verantwortungsvollen Quellen
Paper from responsible sources
FSC® C105338

If you have any concerns about our products,
you can contact us on
ProductSafety@springernature.com

In case Publisher is established outside the EU,
the EU authorized representative is:
**Springer Nature Customer Service Center GmbH
Europaplatz 3, 69115 Heidelberg, Germany**

Printed by Libri Plureos GmbH
in Hamburg, Germany